ゲルマニウムで健やかに生きる

大形郁夫 著

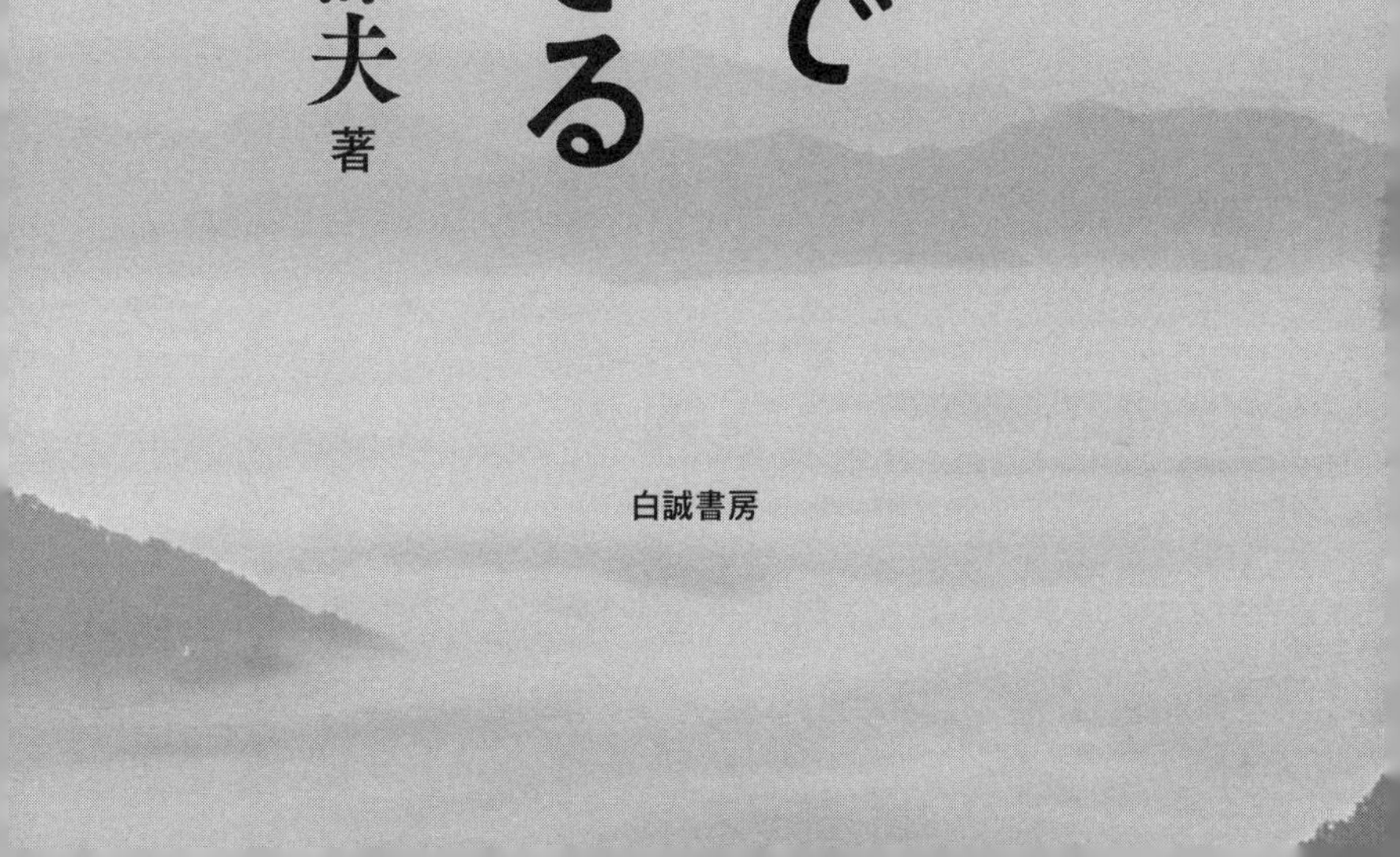

白誠書房

はじめに

半金属元素のゲルマニウム

ゲルマニウムと聞いて、皆さんはなにを想像するでしょうか。

昔、中学や高校のときに理科や化学の授業で聞いたことがあるけど、よくわからないという人が多いのではないでしょうか。また、工作好きな人ならゲルマニウムラジオをつくったという人もいるかもしれません。女性では、美容によいゲルマニウム温浴を実践されている方がいるかもしれません。あるいは、ゲルマニウムのネックレスやブレスレットで肩こりや腰痛が治った、改善したという方がいるかもしれません。でも、そういう人でもゲルマニウムってなに？　とあらたまって聞かれると、ちょっと答えに窮してしまうでしょう。

ゲルマニウムは、元素記号Ge、原子番号32です。元素の性質や特徴を考慮して元素を並べた周期律表は、水素が原子番号1番で、以下2番がヘリウム、3番がリチウム、4番がベリリウム、5番がホウ素、そして炭素、チッ素、酸素……と続きます。原子番号10番ぐらいまでは学校で習ったことがあるでしょう。

この元素周期律表は1869年、ロシアの化学者ドミトリ・メンデレーエフによってつくられましたが、このとき21番と31番、32番目の元素は空き番でした。メンデレーエフはこれらは未発見の元素だが、必ず地球上に存在しているはずだと考えたのです。

メンデレーエフの予想どおり、21番目の性質をもつスカンジウム、31番目の性質をもつガリウムが続いて発見され、1885年にドイツの化学者ウインクラーによって32番目の元素が銀鉱石から発見されます。ゲルマニウムという名は、発見者ウインクラーの故国ドイツのラテン語名に因んだものです。

ゲルマニウムは、非金属の「炭素」と、金属の「スズ、鉛」の間にあり、ケイ素とともに「半金属元素」に分類され、金属と非金属の中間的な性質があります。中間的な性質といっても、具体的になかなかイメージすることは難しいでしょう。ここでは金属でも非金属でもない物質と覚えておけば大丈夫です。

鉄や銅などの金属のように電気をよく通す物質を「導体」といいます。一方、電気を通さない物質が「絶縁体」で、ゴムやガラス、プラスティックなどがその代表です。電気を通す・通さないは、物質の内部で電子が自由に動き回れるか回れないかによって決まります。ゲルマニウムは、導体と絶縁体の中間の性質をもつ「半導体」です。32度以上になると、電気を通すようになるのです。ゲルマニウムのほかにケイ素(シリコン)などの物質も半導体に属します。

このような半導体の性質を利用したものがトランジスタや集積回路です。1954年、東京通信工業(現ソニー)がゲルマニウムラジオの試作に乗り出します。当時、ラジオは真空管式でしたが、真空管はゲルマニウムのトランジスタに比べて大きく、劣化しやすいのが欠点でした。ゲルマニウム式にすることで、ラジオの小型化、ポータブル化が一挙に進んだのです。

その後、半導体製品としてのゲルマニウムトランジスタは、融点が高いシリコントランジスタやＩＣ半導体に取って代わられますが、現在、工業分野では太陽電池や光ファイバーの原料、赤外線透過ガラスなどに利活用されています。

必須ミネラルと同じ働きをもつ

ところで、ゲルマニウムのもつ生理活性作用に着目したのが浅井一彦工学博士です。漢方薬や薬用植物にゲルマニウムが比較的多く含まれていることから、植物の生育過程にはゲルマニウムが欠かせない成分の一つではないかと見当をつけました。自分の考えが合っているのか、間違っているのか——、研究者魂に火が点いたのです。浅井博士は寝食を忘れて研究に研究を重ねました。ゲルマニウムにはまだ明らかになっていないが、銅やマグネシウム、鉄などのミネラルと同じように微量でも必須アミノ酸と同じ働きがあると考えたのです。

1967年、浅井博士はゲルマニウム有機化合物（水溶性の有機ゲルマニウム＝Ge－132）を化学的に合成することに成功。浅井博士は同年に開発申請、1971年に特許公告をされます（製造特許は開発に携わった柿本紀博研究員との連名）。以後、ゲルマニウムの生理活性作用は科学者だけでなく、医師や薬学者の注目を集め、今なお研究が続けられているのです。

一方、ゲルマニウムのもつ電気的特性を利用して、物理的に肩こりや筋肉痛などに効果があるのではと研究開発されたのが濱田徹氏です。濱田氏の開発した医療用具に用いられたゲルマニウムは無機ゲルマニウムで、いわばゲルマニウム片を絆創膏に使い患部に貼るというものです。

はじめに

私たちの体の中を流れる生体電流は、プラスとマイナスが互いに調和していなければなりません。しかし、病気になったり、どこかにこりや痛みが生じると、体内の電位バランスが崩れて、その部分がプラスに傾き異常を訴えます。

ゲルマニウムから放出されるマイナス電子がその崩れた電位バランスを整える働きがあると考えられているのです。

浅井博士によって切り開かれた有機ゲルマニウム、濱田氏によってスポットが当てられた無機ゲルマニウム。ゲルマニウムは有機であっても無機であっても、正しく使われていれば、私たちが健康に過ごしていく上で必要な元素となるのです（有機化合物と無機化合物の違いについては本書で解説します）。

なぜゲルマニウムが健康によいのでしょうか――。

人生100年といわれる今日、健やかに生きるために必要なゲルマニウムの秘密を本書では解き明かしていきます。

もくじ

もくじ

第2章　「飲む」有機ゲルマニウムが効く！

第1章

魅惑の「半導体」ゲルマニムの秘密

金属のようで金属でないゲルマニウム

ゲルマニウムは、化学的には元素周期律表の32番目の元素として知られ、元素記号はGeです。ゲルマニウムは天然鉱石ですが、金属と非金属の中間に位置し、金属であって金属でない物質ということができます。いわば「半金属」で、色は銀白色です。

1886年ドイツの化学者ウインクラーは、発掘した銀鉱石を分析したところ銀とイオウのほかに、未知の元素が含まれていることを発見します。それがゲルマニウムでした。純度の高いゲルマニウムは、硬くて脆いのが特徴で、金属のような光沢があります。ゲルマニウムは、地殻に0・00015%程度しか存在しません。アルミニウムが8・2%、鉄が6・3%ですから、存在自体がかなり微量も微量で、探し出すにはものすごい苦労があっただろうということ

第1章 魅惑の「半導体」ゲルマニウムの秘密

元素周期表

1 H																	2 He
3 Li	4 Be											5 B	6 C	7 N	8 O	9 F	10 Ne
11 Na	12 Mg											13 Al	14 Si	15 P	16 S	17 Cl	18 Ar
19 K	20 Ca	21 Sc	22 Ti	23 V	24 Cr	25 Mn	26 Fe	27 Co	28 Ni	29 Cu	30 Zn	31 Ga	**32 Ge**	33 As	34 Se	35 Br	36 Kr
37 Rb	38 Sr	39 Y	40 Zr	41 Nb	42 Mo	43 Tc	44 Ru	45 Rh	46 Pd	47 Ag	48 Cd	49 In	50 Sn	51 Sb	52 Te	53 I	54 Xe
55 Cs	56 Ba	57~71 La~Lu	72 Hf	73 Ta	74 W	75 Re	76 Os	77 Ir	78 Pt	79 Au	80 Hg	81 Ti	82 Pb	83 Bi	84 Po	85 At	86 Rn
87 Fr	88 Ra	89~103 Ac~Lr	104 Rf	105 Db	106 Sg	107 Bh	108 Hs	109 Mt	110 Ds	111 Rg	112 Cn	113 Nh	114 Fl	115 Mc	116 Lv	117 Ts	118 Og
		57 La	58 Ce	59 Pr	60 Nd	61 Pm	62 Sm	63 Eu	64 Gd	65 Tb	66 Dy	67 Ho	68 Er	69 Tm	70 Yb	71 Lu	
		89 Ac	90 Th	91 Pa	92 U	93 Np	94 Pu	95 Am	96 Cm	97 Bk	98 Cf	99 Es	100 Fm	101 Md	102 No	103 Lr	

がわかると思います。

また物質は、鉄や銅のように電気を通す導体と、アルミニウムやガラスなどのように電気を通さない絶縁体に分かれます。ゲルマニウムは、導体でも絶縁体でもない「半導体」です。低温ではほとんど電気を通すことはありませんが、32度以上の温度になると、電気を通すという特殊な性質があります。

このためゲルマニウムは、当初はトランジスタラジオなどの通信機器やコンピュータの部品などに用いられましたが、最近ではゲルマニウム療法やゲルマニウム温浴、歯の治療、さらに経口のB型肝炎治療薬など医療の分野や、ペットボトルの透明度・強度を増すために使われたりするようになりました。シリコンに微量のゲルマニウムを添加したシリコンゲルマニウムとして使用する開発も進みつつあります。このようにさまざまな利用範囲の拡大につながっているのは、ゲルマニウムそのものが人体への安全性に優れていることが大きな理由です。

無機ゲルマニウムと有機ゲルマニウム

物質は有機物（有機化合物）と無機物（無機化合物）とに分かれます。化学結合によって結合した2つ以上の元素の原子から成る物質が「化合物」です。例えば、皆さんご存じのように、水はH_2Oと表記します。これは、水素「H」が2つと酸素「O」1つが結合した形です。二酸化炭素（CO_2）は炭素「C」が1つと酸素「O」が2つ結合しています。こういったもの——2種類以上の物質が化学反応を起こして別の物質に変化したものが化合物となります。

それでは同じ化合物でも、有機と無機があるのはなぜでしょうか。

有機化合物は炭素（C）を中核として結合している化合物のことをいいます。

炭素を含む化合物の大部分が有機化合物です。私たちの体をつくっているたんぱく質や脂質、糖質などは有機化合物です。そして、有機化合物以外の化合物がすべて無機化合物で、無機化合物は鉱物から得られるものといえます。

ゲルマニウムも有機と無機の化合物があります。それぞれどのような性質があるのでしょうか。

有機ゲルマニウムは、植物などに含まれる天然のゲルマニウムです。朝鮮ニンジンや霊芝、アロエ、ニンニク、クコなどにも微量ですが含まれています。さらに、ゲルマニウムの結晶に化学反応を起こさせて有機化したものもあります。

一方、無機ゲルマニウムは、ゲルマニウム元素の結晶やゲルマニウム元素を使った合金の化合物です。工業用としての用途がメインで、また光ファイバーや赤外線光学関連に使われています。ゲルマニウムの特質を生かし医療品や美容にと幅広く応用されているのです。歯科でも無機ゲルマニウム化合物の合金が材料に用いられています。

なぜ植物にはゲルマニウムが多く含まれているのか

1908年（明治41年）福井県に生まれた浅井一彦博士は、東京大学法学部を卒業後、ベルリン・シャルロッテン工科大学（現ベルリン工科大学）鉱山冶金学を修了します。帰国後、独自の研究に専念しますが、浅井博士の出発点となった考え方は、健康によいとされる植物（朝鮮ニンジンやアロエ、ニンニク、コンフリー、ウドなど）にはゲルマニウムが他の植物よりも多く含まれているということでした。

まず、浅井博士は、朝鮮ニンジンを用いた実験を始めます。朝鮮ニンジンの二つの苗を別々の鉢に入れ、一方にだけゲルマニウムの水溶液を与えたのです。約6カ月経って二つの鉢を比較すると、ゲルマニウムを与えたほうが与えないほうよりも茎が3倍ほど長く成長していたといいます。ゲルマニウムの効果はてきめんでした。成長が早いだけでなく、土壌に含まれる微生物の害から守る働きもあるようでした。

また、初夏に甘い芳香と枝垂れた花を咲かせるフジの木には、ところどころにコブがあります。このコブは、木がキズつけられたりするなどなんらかの原因で細菌やウイルスに侵されて自己防衛のためにできた、いわば「かさぶた」のようなものです。このコブの成分を調べてみると、ゲルマニウムが多く含まれていました。博士は、細菌やウイルスに対してゲルマニウムが戦った証拠ではと推論します。

シイタケやヒメジ、カワラダケなどのキノコ類は植物ではなく菌類に属しま

ガンに効くとされる漢方薬に含まれるゲルマニウム

薬用植物	ゲルマニウム含有量（ppm）
さるのこしかけ類	800～2000
朝鮮人参	250～320
山豆根（さんずこん）	257
訶子（すし）	262
菱の実	239
枸子（くこ）の実	124
藤の瘤	108
鳩麦の種子	50
紫根（しこん）	88

すが、健康によい食品として有名です。これらのキノコ類にもゲルマニウムが多く含まれているのです。一般にキノコ類はカビ類などの雑菌に弱く、耐菌性を備えていないと成長することはありません。

そこで、浅井博士はバクテリアを培養した寒天を入れた容器を二つ用意し、一つにゲルマニウムを、もう一つにはゲルマニウムを入れずに経過を観察したのです。ゲルマニウムを入れないほうは雑菌が繁殖したのに対して、ゲルマニウムを入れたほうは雑菌の発生が明らかに抑えられたといいます。この結果から、博士は、ゲルマニウムには抗菌効果と腐敗防止効果があり、それはゲルマニウムのもつ脱水素作用が働いているからだと考えたのです。

こうして博士の着実な研究によって、ゲルマニウムの神秘のヴェールが一枚一枚はがされていき、ゲルマニウムのもつ働きが明らかになっていきました。

ゲルマニウム有機化合物の誕生へ

地中のどこを探せば、良質なゲルマニウムに巡り会うことができるか——浅井博士が注目したのは石炭でした。石炭は数千万年前~数億年前の植物が湖底や海底に堆積し、地殻変動などによる地圧や地熱の影響によりつくられたものです。特に石炭の元となっているのは、シダ類と針葉樹類の植物が多いと考えられています。

これらの植物では、枯れる前に酸素の少ない湿原や湿地帯で沈むことで、生物による分解が進まないで石炭化（植物化石）しているのです。

日本の石炭にはゲルマニウムが多かったので、浅井博士は何とかその中からゲルマニウムを取り出せないか日々研究を重ねます。研究を重ねる中で、博士は1957年に紫綬褒章を受章、1962年には京都大学より工学博士の学位を取得しています。

浅井博士は石炭になった元の植物がゲルマニウムを取り込んだものと考え、石炭乾留ガス廃液から二酸化ゲルマニウムの回収に成功します。そして二酸化ゲルマニウムから超高純度の多結晶ゲルマニウム（ゲルマニウム元素の塊）を精製したのです。こうして苦節十有余年の末、1967年にゲルマニウム有機化合物（一般に「有機ゲルマニウム」と呼ばれている）の合成に成功します。

ゲルマニウム有機化合物（水溶性の有機ゲルマニウム＝Ｇｅ－１３２）の誕生です。ここで大切なのは、浅井博士のつくり出したゲルマニウム有機化合物が水溶性だということです。水に溶けやすい性質がキーポイントになります。なお、「Ｇｅ－１３２」は、ＷＨＯ（世界保健機関）で著しく有用なゲルマニウム有機化合物食品であるということで付番されたものです。

合成に成功した浅井博士は当時、長年の研究による疲労とストレス、さらに持病ともいえる多発性リウマチで身も心もボロボロの状態でした。病に伏せる日が多くなっていたといいます。

浅井博士は、完成したばかりのゲルマニウム有機化合物を使って自分で人体実験を試みることにしたのです。科学者の強い信念といえるでしょう。近代免疫学の父と呼ばれるジェンナーも、自分の息子に最初に種痘を注射してその効果を確かめているのです。

浅井博士は自著で次のように当時の心境を語っています。

「はじめてできた化学合成品であり、毒性があるかもしれないのに、私は一片の疑いも持たず、ちゅうちょしないで飲んだ。それも大量にもである。もちろん文献によれば、ゲルマニウムは生化学的には毒性がないといえるくらいに無害であることは知っていたのではあるが……」（浅井一彦著『ゲルマニウムと私』＝１９７５年、玄同社）

飲み始めて10日ごろから浅井博士の体調はぐんぐんよくなり、さらなる研究への道を歩み続けることができたのです。また、気になっていた毒性の試験は、外部の研究所で調べてもらったところ、全くの無害であることもわかりました。

その後、浅井博士は体の不調を訴える周囲の人へゲルマニウム化合物を惜しげもなく提供し続けていきます。科学者気質とでもいうのでしょうか、純粋に健康になってほしいという気持ちからだけだったことは間違いないでしょう。

何よりも自分がつくったものが人々の健康に役に立つ——博士の喜びがわかるような気がします。ゲルマニウム化合物で一儲けしようという気持ちは微塵もありませんでした。

やがて、口コミによってゲルマニウム化合物には副作用がなく、体によいということが広まり、医療関係者や研究者を巻き込んでいきます。その後、博士の手から離れてもさまざまな研究機関によって多くの健康効果が確かめられ、今なお熱い研究が続けられているのです。

悪貨は良貨を駆逐するのか

「悪貨は良貨を駆逐する」という経済の法則があります。

16世紀のイギリスの国王財政顧問のトーマス・グレシャムが唱えたものです。

価値が異なる貨幣が同時に流通すると、良貨は市場から姿を消し、悪貨だけが流通するというグレシャムの法則です。グレシャムの法則は何も経済のことに限りません。良いものよりも悪いもののほうが選ばれやすいというときに引き合いに出されます。ゲルマニウムについても、このグレシャムの法則が当てはまるのです。

浅井博士の独自の研究の成果で生まれた有機ゲルマニウムが、健康にはものすごく効くらしいという評判がさらなる評判を呼ぶと、次々に類似品や模造品が登場してきました。これはなにもゲルマニウムだけでなく、あらゆる商品にいえます。ヒット商品が生まれると、それに似た商品が雨後の筍のように市場に出回るのです。それが続くと、最初のヒット商品がどれだったかわからなくなってしまうことがあります。

浅井博士が有機ゲルマニウムの製造特許に関して柿本紀博研究員と連名で、

1967年に開発申請、1971年に特許公告をされています。驚いたことに、その後数年後には類似品や模造品も特許申請や公告を出しているのです。

特許には同一のものについて二重となる申請や公告は認められていません。そのため、これらの類似品や模造品は、浅井博士のつくり出したゲルマニウム有機化合物（水溶性の有機ゲルマニウム＝Ｇｅ－１３２）とは似て非なるものだったのです。浅井博士の有機ゲルマニウムは飲用できますが、それは完全水溶性の組成式が必須条件でした。前にも紹介しましたが、これは、世界保健機関（ＷＨＯ）で唯一の有機化合物食品として承認され、付番を与えられています。

ゲルマニウムには健康に優れた生理活性作用があることは、浅井博士が研究にとりかかる前から一部で注目されていました。日本医師会で長年会長を務められた武見太郎氏もゲルマニウムに着目した一人です。

しかし、武見会長が研究を重ねたのが無機ゲルマニウムでした。これが大きな問題だったのです。無機ゲルマニウムが水溶性でなかったので、摂取すると、人体臓器に蓄積されるという重大な欠陥がありました。浅井博士がそれを指摘して、武見会長が研究を断念したという経緯があったのです。

暗転したゲルマニウム神話

有機ゲルマニウムの効能が評判を呼ぶのに比例して、ゲルマニウムを騙った悪質な商品が出回るようになりました。無機の二酸化ゲルマニウムを健康にいいからと大々的に宣伝して販売した業者が現れたのです。無機のゲルマニウムはそのまま摂取すると、人体に有害であることは、武見会長の例を引くまでもなく自明の理でした。それを、「○○病に効く」「特効薬」と称して売り出したのです。

1970年代後半からブームとも呼べる状態になるゲルマニウムですが、それも長くは続きませんでした。厚生省（当時）の許可を受けずに「○○病に効く」などといって医薬品のように売ることは、薬事法違反になります。当然、警察に摘発されますが、驚いたことに、次から次へとゲルマニウムの名を冠した健康食品が続々と現れました。まるで、もぐら叩きのような状態だったのです。

無機ゲルマニウムは体内に取り入れられると、腸管から吸収され、腎臓の尿細管に蓄積する性質があります。尿細管に蓄積したゲルマニウムが間質性腎炎を引き起こすのです。間質性腎炎は通常の腎臓病とは違い、尿検査で異常を見つけるのは難しく、血液検査で初めて診断がつく病気でした。そのため病気が進行していても発見が遅れてしまい、治療が間に合わなくなることが多くあったのです。

1986年に毎日新聞ではゲルマニウム健康法に次のような警鐘を鳴らしています。「がんや糖尿病，肝臓病などに効くとしてゲルマニウムを服用する健康法が全国的に広まっているが、ゲルマニウム中毒とみられる死者が過去に東京で二人出ていることがわかった……」

原因とされたゲルマニウムはすべて無機ゲルマニウムでしたが、商品の中には無機でありながら有機と偽っているものもありました。このような状況下、厚生省は1988年10月「ゲルマニウムを含有させた食品の取扱いについて」と題して注意を呼びかけています。ちょっと長くなりますが、引用しておきましょう。

――近年、ゲルマニウムを含有させた食品が健康食品として流通・販売されているが、これを継続的に摂取した結果生じたものと疑われる健康障害の発生が報告されている。

このため、厚生省では、「食品中に含まれるゲルマニウムに関する専門家会議」を設け検討を行ってきたところであるが、今般、同会議から別添の通り報告書が提出された。

ついては、本報告の趣旨を踏まえゲルマニウムを含有させた食品の取扱いについて、左記により指導方お願いする。

なお、厚生省としてもゲルマニウムを含有させた食品の安全性を確保するため、酸化ゲルマニウムの毒性、食品中のゲルマニウムの検査法等につき更に研究を進めることとしているので、申し添える。

記

1　医療関係者、食品関係事業者、摂食者等に次の事項について注意を喚起すること。

(1)酸化ゲルマニウムを含有させた食品の摂取と、同食品を継続的に摂取した者に散見される人の健康障害との間には、臨床的データから強い因果関係があることが認められ、また、動物実験においても、酸化ゲルマニウムを継続的に動物に投与することにより人と同様の健康障害が発生することが認められるため、酸化ゲルマニウムを含有させた食品を継続的に摂取することは避けること。

(2)酸化ゲルマニウムについては、動物実験において予め腎臓機能障害を起こしておいた動物に酸化ゲルマニウムを投与した場合、腎臓機能障害が悪化するとのデータがあり、特に注意を要すること。

2　食品関係事業者に対しては、ゲルマニウムを食品の原材料として使用する場合は、予めその長期健康影響等安全性を確認して使用するよう指導すること。——

これによって、ゲルマニウムブームは一挙に消えていくことになりますが、そのとばっちりを一番大きく受けたのが浅井博士の生涯を賭してつくり上げた有機ゲルマニウムだったのです。

淘汰されるニセモノ

有機ゲルマニウムは健康に効果があると口伝えで広まるにつれて、類似商品が次々と開発され、さまざまなトラブルを引き起こしたことは前節で紹介しました。その一端が、ニセモノのゲルマニウムだったのです。外国製品もありました。

お守りや縁起かつぎのラッキーアイテムがいくら自分に幸運を呼ぶといっても、それが科学だと信じる人はいないでしょう。しかし、一見科学的であるかのように思わせて、実際は科学的根拠のないさまざまな健康商品・健康グッズが売られています。それが疑似科学と呼ばれるものです。

国民生活センターでは疑似科学について「健康効果をうたうものには科学的根拠がなくてはならない」と次のように注意を喚起しています。

また、疑似科学を科学的に考える「Gijika.com」というサイトがあります（旧「疑似科学とされるものの科学評定」サイト）。文部科学省の科研費の支援を受ける明治大学科学コミュニケーション研究所を中心に活動しているサイトです。ここでは、単なるゲルマニウム商品については厳しい評定となっていますが、「ゲルマニウム（浅井ゲルマニウム）」については一定の評価を下しています。

疑似科学はやがて淘汰されるのが世の習いです。社会にしっかりと根を下ろしている製品は、疑似科学が淘汰されていった結果と見ることができます。産みの苦しみを超えてよいものとの吸着、そぎ落としの繰り返しによって、真のものが社会に受け入れられ、伝えられていくのです。

有機ゲルマニウム（Ｇｅ－１３２）は完全に水溶性を保っている生産品です。添加物や増量剤などは一切含まれていません。このため、ゲルマニウムが本来もつ電子の働きによって、健康維持に役立つのです。

現代社会はさまざまなひずみに取り囲まれています。その欠陥を補ってくれるのがゲルマニウムなのです。ゲルマニウムの電子作用は、治療薬やサプリメントと飲み合わせても問題はないばかりか、相乗効果を促進させてくれます。

私たちの体と半導体物質

私たちが生活している地球の大気中には、目に見えない「自然電解」があります。「自然電解」は上空約100キロまでのところで、プラスとマイナスの電気が常に飛び交っている状態です。一般に大地はマイナスに、また大気の上層部はプラスに帯電しています。大部分が水で構成されている私たちの体は、電気を通す半導体で、大気上層部のプラスと大地のマイナスとの間には電位差が生じているため、微弱ながらプラスとマイナスの電気が流れています。

心電図やCT、MRI、PET検査などは私たちの体内を流れる電位差を測定することで、病気の診断に役立てているのです。電位差の異常が病気を生んでいるといってもよいかもしれません。

私たちは日常生活で意識はしていませんが、自然電解に包まれて生きています。その自然電解には私たちが生まれながらにもっている「自然治癒力」を活発にする働きがあるのです。つまり、私たちの体が半導体機能を備えていることで自然治癒力と免疫力が発揮されて、健康を維持することができているといえるでしょう。
エネルギーが満ちている青年時代は半導体機能が活発に働いていますが、壮年から老年になるに従って半導体機能は徐々に衰えていきます。半導体機能が衰えることによって血液や血流の汚れと滞りが見られるようになり、それが健康を損ない、体の全般的な衰えになってくるのです。

按摩や鍼、灸は何千年と続く民間療法の一つで、いまなお連綿と続いています。整体やカイロプラクティック療法と名を変えて行われてもいますが、元を正せば按摩や鍼、灸と原理は同じです。血液と血流の循環のよどみを取り除くことで心と体の不調は改善されるというのが元になる考え方です。ゲルマニウムのもつ半導体機能は、その考えと同じといえます。電子作用によって血流と血液の循環を高め、体の隅々にまで活発に作用を及ぼして、自然治癒力と免疫力を高めているのです。

「ルルドの泉」の秘密

フランスの南西部の町ルルドは、スペインとの国境をなすピレネー山脈の麓にあります。テレビなどで奇跡を呼んだ「ルルドの泉」として何度も紹介されたことがあるので、名前を聞いたことがある人は多いのではないでしょうか。海抜420メートルのルルドの泉にはなにがあったのでしょうか。

19世紀にルルドの聖母像がつくられたことで「奇跡」が始まります。フランス全土から巡礼者が集まり、やがて、泉の水に不思議な力があることが口伝えで伝わっていくのです。この泉の水を飲んだり、水浴びをしたりすると、治りにくい病気が治った、医師が見放した病から救われたなどなど、まさに「奇跡」と呼ぶにふさわしい治療例が次々と紹介されていきます。

さらに、「ルルドの泉」が単なる奇跡で終わらないのは、一冊の本のおかげです。ルルドの泉の治癒力を目撃し奇跡的治癒を綴った紀行書『ルルドへの旅』をアレクシス・カレル博士が出版します。後にノーベル生理・医学賞を受賞するカレル博士は「医学的なアプローチでは説明できないものの実際に多くの病気が治癒していることは事実である」と認めたのです。これを受けてカトリック教会では、医師団を派遣する騒ぎになります。厳重な審査・検証を経て「ルルドの泉」が奇跡的な治癒効果があるとして、正式に認定することになるのです。

カトリックのお墨付きがあるからといって、どんな病気でも治るというわけではありません。当然、治癒効果のない人も出てきます。ただし、いまも「奇跡」を信じて、毎年300万人の人が訪れているのです。

では、「ルルドの泉」に含まれているなにが奇跡を呼んだのでしょうか。

具体的には、その秘密は解き明かされていません。「ルルドの泉」に高い薬

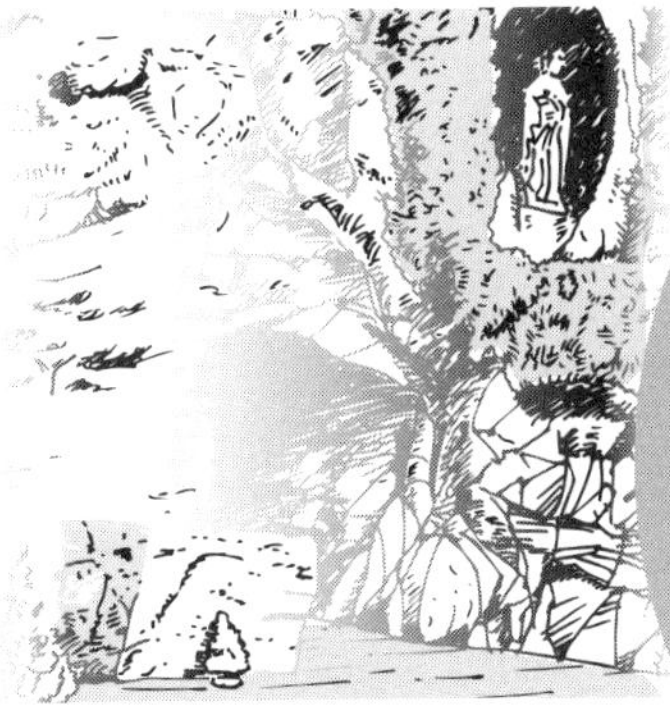

ルルドの泉入口

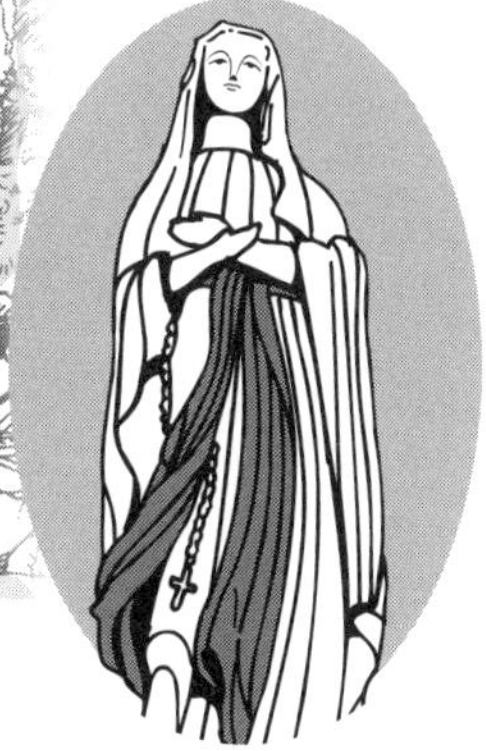

入口前の聖母像

効があるということで、世界中の研究者が、医療関係者が泉の成分の解明を試みました。浅井博士もその一人です。夫人をルルドに遣わして水を採集し、成分を分析しました。ゲルマニウム が含まれているに違いないと仮説を立てたのです。分析の結果、博士の想像したとおりに、水にはゲルマニウムが多量に含まれていることがわかりましたが、ほかにどんなものが含まれているのかは明らかになっていません。

「ルルドの泉」に含まれているゲルマニウムは、飲んでも健康被害がないことから無機ゲルマニウムではなく、浅井博士がつくり上げた有機ゲルマニウム（Ｇｅ－１３２）と同じ性質と考えられます。しかも、Ｇｅ－１３２は水に溶ける水溶性です。

日本のミネラルウォーターでも「ルルドの泉と同じ成分」とか「ルルドの奇跡、ゲルマニウムウォーター」「ルルドの泉をあなたの口に」といった宣伝文句で売られていることがあります。しかし、どれだけルルドの泉の成分がそのまま含まれているかわかりませんし、安易に飛びつかないほうが賢明でしょう。

有機ゲルマニウム（Ｇｅ－１３２）は化合物で、鉱物由来のゲルマニウムを有機合成のプロセスを経て水溶性にしたものです。化合物のゲルマニウム含有率は４２・７８％（理論値）といわれ、自然界のゲルマニウムに際限なく近くなっています。

電解質のバランスをとる

有機ゲルマニウム（Ge－132）の大きな特徴は、電位をもつ生命体――私たち人間の体は電気を通す半導体です――に作用するということです。私たちが病気になる原因は、電位の乱れによって引き起こされると言っても過言ではありません。

病気や不調の場所を特定するためにCTやMRIなどの検査機器を使って電位の異常を測定しているのです。体の中の電位の異常を引き起こさないためには、日ごろから体内の電解質――イオンバランスを保っておくことが必要です。

電解質とは、水に溶けるとプラスイオンとマイナスイオンに分かれ、電気を流す物質のことです。塩はナトリウム（Na）というプラスイオンとクロール（Cl）というマイナスイオンの2つで成り立っています。皆さんご存じの

NaClです。これが水に溶けて離れることで電解質となります。

私たち人間の体は、この電解質のプラスイオンとマイナスイオンのバランスによって血管、細胞、神経、筋肉などの動きを調整しています。しかし、激しい運動などにより汗をかくと、ナトリウムが汗と一緒に流れ出てしまいます。プラスイオンが減って電解質のバランスが崩れることで、倦怠感や頭痛、吐き気、めまい、そして血圧や臓器の血流低下という「脱水症状」が出現するのです。

このようなとき、手軽にバランスがとれるよう調整された飲み物が経口補水液です。糖分や塩分、カリウム、マグネシウムなどが入っており、さらに、飲みやすく果汁などが付加されています。スポーツドリンクと呼ばれ、体内のイオンバランスをとるために飲むように推奨されています。

おそらく「ルルドの泉」にはこのイオンバランスをとることができるようなものも含まれているのでしょう。さらにその上で、誰でもがもっている免疫システムを活発化させ、もし病巣があったとしても自分の免疫力で治す働きがあるのです。「ルルドの泉」が特定の病気だけに効くのなら、その病気を改善する有効成分が薬と同じように含まれていなければなりません。

しかし、多くの病気に効果があり、しかも副作用がないということは、すなわち、生まれながらに誰でもがもっている免疫システムに有効に働きかけて自然と治しているに相違ないのです。

自然治癒力を高めることが第一歩

私たちの体にはもともと、免疫力や自然治癒力が備わっています。病気やケガなどをしたときに、自らそれを治そうとする目に見えない力が働いているのです。

例えば、私たちがケガをしたら、傷口が化膿して膿が出ることがあります。膿は、傷口から体内へ侵入しようとする細菌を防ぐために、白血球が闘った跡なのです。免疫システムをつかさどる白血球は食細胞といわれ、体内に入り込もうとする異物（細菌）を食べることで、私たちが病気に感染することを防いでいます。

インフルエンザの場合、ウイルスに感染する人と感染しない人、感染しても発症する人としない人、さらに発症しても高熱や筋肉痛など重い症状が出る人と軽い症状しか出ない人がいます。

その違いはどこにあるのでしょう。

新型コロナウイルス感染症でも、ウイルスに感染しても症状がまったく出ないでＰＣＲ検査ではじめて感染がわかる人、症状が軽くて済んでしまう人、肺炎の症状が強く入院治療の必要な人などなど。若い人は重症化しない、高齢者や持病のある人は症状が重くなるといわれますが、これらの違いは結局、免疫力や自然治癒力の違いによるものです。

医学がどんなに進歩しても、薬や医療技術が病気を治すことはありません。画期的な新薬ができたとしても、「神の手を持つといわれる」名医が出てきても、患者さんの治す力——免疫力や自然治癒力ですが——がなければ病気は治らないのです。言い換えれば、良い医者、良い薬とは、患者さんの免疫力や自然治癒力を最大限に引き出すことといってもよいかもしれません。

風邪を引いたときでも、40度以上の高熱が出たら解熱剤で抑えても、39度以下のときは積極的な治療をしないでも治ることがあります。あえてその人のもっている自然治癒力に任せるケースです。このほうが薬などの副作用がなく、早期回復につながることがあります。このように治療しなくても治る病気は結構あるのです。

初めは自然免疫が活躍

自然治癒力や免疫力は、私たち人間にもともとから備わっている能力の一つだといわれています。しかし、誰でもがいつでも同じような力を発揮できるとは限りません。加齢やストレスなどによって自然治癒力は衰えることがあります。さらに基礎疾患を抱えていたり持病があると、ちょっとしたことでも病気にかかりやすくなるのです。免疫に大きく関わってくるのが、私たちの体内を流れる白血球です。

白血球はどのようにして病原体や異物などの「敵」を攻撃しているのでしょうか？　そこには2段階で作用する「自然免疫」と「獲得免疫」という仕組みがあります。その働きを調節しているのがサイトカインという物質です。ここでは、自然免疫、獲得免疫、サイトカインのそれぞれについて簡単に説明しましょう。

私たちが生まれながらにもっている免疫が自然免疫で、体内へ入り込んできた病原体（敵）を発見し最初に攻撃を担っています。この自然免疫を担当する細胞は、白血球中にある顆粒球、マクロファージ、樹状細胞、ナチュラルキラー細胞（NK細胞）などです。NK細胞は常に体内を巡回し、敵を発見すると司令官役の細胞の指示を待たずに攻撃することができます。ナチュラルキラー細胞とは、生まれながらの殺し屋といったところでしょうか。顆粒球やマクロファージなどは貪食細胞ともいわれ、敵を自ら飲み込んで破壊することができます。

さらにマクロファージや樹状細胞は、敵を発見すると、その情報を獲得免疫であるヘルパーTリンパ球やキラーTリンパ球へ伝えます。これが抗原提示です。免疫細胞の中でも特に樹状細胞は強い抗原提示能力があり、自然免疫から獲得免疫への橋渡しをする極めて重要な細胞といわれています。

体の抵抗力を担う獲得免疫

いろいろな病原体や異物などに接触することで学習し、自然免疫で対処しきれない敵を処理するのが獲得免疫です。一度体内に入った病原体（敵）が再び侵入すると、素早く攻撃することができるようになります。よく「抵抗力が強くなり、病気にかかりにくくなる」とかいいますが、これは体の中の免疫力がついた状態で、これを担っているのが獲得免疫です。

さらに獲得免疫は、活躍するヘルパーTリンパ球の種類やその作用の仕方によって「細胞性免疫」と「液性免疫」に分けられます。

細胞性免疫の主要な細胞は、樹状細胞、リンパ球で、主役はTリンパ球です。マクロファージ、樹状細胞などから抗原提示（情報伝達）があると、ヘルパーTリンパ球は、インターロイキンやインターフェロンなどのサイトカインを放出し、キラーTリンパ球やNK細胞を活性化し、敵を攻撃させます。

液性免疫の主役はBリンパ球と抗体です。ヘルパーTリンパ球から指令を受けたBリンパ球はサイトカインにより活性化されると、多量の抗体を産生し病原体を集中攻撃します。

免疫細胞が活躍するには見張り番役・司令官役の樹状細胞やマクロファージが、異物や細菌、寄生虫などの敵を認識し適切な指令を出すことと、その敵と戦う応援団役のヘルパーTリンパ球や兵隊役のNK細胞やキラーTリンパ球などを刺激して活性化するためのサイトカインと呼ばれる活性物質が必要です。

NK細胞を活性化させるには

免疫細胞の一つで、重要な役割を担っているNK細胞は、近年の研究で気持ちのもちようで活性が上がったり、下がったりすることがわかってきました。NK細胞の活性が高い人は風邪がひきにくく、もしかかっても重症化することが少なく治りも早いようです。反対にNK細胞の活性が低い人は、風邪にかかりやすく、重症化することもあり、治りも遅いといわれます。

NK細胞の活性は、精神的ストレスと大きく関係があるといわれ、ストレスが強くなるほど活性は低下します。日常生活での不安感、気分の落ち込みも同じです。また、不規則な生活習慣や食生活の乱れ、暴飲暴食、睡眠の質が悪いと、著しくNK細胞の活性が低下し、免疫力が下がるといわれているのです。

NK細胞の活性を上げるためには、どうすればよいのでしょうか。その答えは、腸内環境を整えることが最も効果的だといわれます。腸内環境は善玉菌と悪玉菌、日和見菌の3つの腸内細菌のバランスで成り立っているのです。善玉菌は免疫力を高めたり、腸の蠕動運動を活発にして排便を誘発するなどのよい

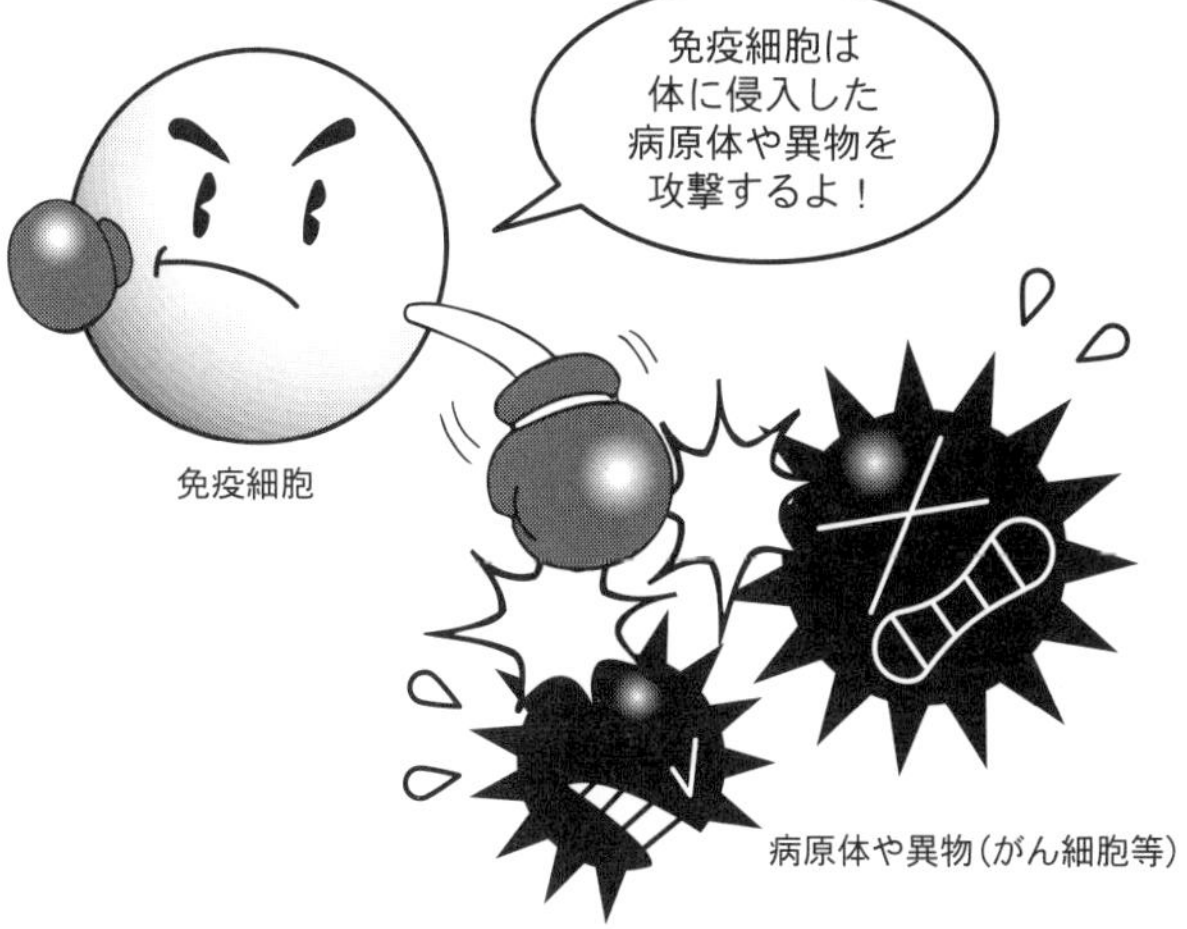
免疫細胞は
体に侵入した
病原体や異物を
攻撃するよ！
免疫細胞
病原体や異物（がん細胞等）

働きをし、一方、悪玉菌は病気や体調不良などの悪い影響を及ぼすとされます。日和見菌は、腸の状態によって強いほうの菌に加勢するのが特徴です。

腸内環境を乳酸菌やビフィズス菌、酵母菌、麹菌などの善玉菌が優勢な状態にしておくことが第一で、悪玉菌を増やさないようにすればよいのですが、これがそう簡単なことではありません。

悪玉菌が増える原因となるのは、肉類や魚介類、卵、乳製品などに含まれている動物性たんぱく質や脂質の多い食事に偏ってしまうことです。しかし現実問題としてこれらの食品をとらないようにすることは難しいでしょう。

腸内環境を整えるには、多くの種類の菌が存在するという多様性もポイントの一つになります。食生活の面でもバランスのいい食事をとり、適度に運動することで、腸内環境もバランスがとれていくのです。

また、NK細胞を活性化させる上で、腸内環境を整えることと並んで大切なのは笑うことです。日常生活の中でよく笑う人は、病気になりにくく、体の不調を回避することにも効果があります。

中国の故事に「笑門来福」があります。これは、「笑う門には福来る」という意味ですが、私たちが笑うことで、免疫のコントロール機能をつかさどっている間脳に興奮が伝わり、情報伝達物質の神経ペプチドが活発に生産されます。笑いが発端となってつくられた「善玉」の神経ペプチドは、血液やリンパ液を通じて体中を駆け巡り、NK細胞の表面に付着することでNK細胞を活性化するのです。まさに、笑いは副作用のない妙薬といえるかもしれません。

NK細胞の働きが弱い人では、作り笑顔を続けた後にNK細胞が活性化するという実験結果もあります。作り笑顔で脳を結果的にだましてしまうのです。それだけ笑顔は免疫力アップに効果的といえるでしょう。

免疫力のある体にするには

免疫力が十分に発揮されるには、血液や血流が体の隅々にまで正しく流れていなくてはなりません。血液は、各器官に酸素と栄養を運びます。もし、血液が十分にいきわたらなくなったら、体の至る所で問題が発生し、各器官も働かなくなってしまうからです。

インフルエンザや新型コロナウイルス感染症にかかっているかどうかの一つの判断材料が体温37・5度かどうかです。これは、わが国の感染症法において「発熱」と定義されていた値です。36・0〜37・0度で平熱、37・5度以上で発熱、さらに38・0度以上で高熱とされました。しかし、平熱は人によって異なるため、いまはこの基準は使われていません。

ウイルスに感染をすると発熱するのは、体内に入り込んだウイルスの増殖を抑えるための身体の防御反応です。体温を上げることで、ウイルスを攻撃するための白血球などの免疫細胞を活性化させているからです。

体温が1度下がると免疫力は約30％低下し、逆に1度上がると約5倍はアップするといわれます。体内酵素が最も活性化する温度帯は、36〜40度とされています。ですから低体温の人は要注意です。できるだけ体を冷やさないようにして、温めるように心がけましょう。

ところが、現代人は低体温傾向にあるのです。低体温というと、体質的なものと思えるかもしれませんが、そんなことはありません。日常生活の中に低体温を招く原因が潜んでいるのです。体温が低下すると、免疫力が下がり自然治癒力が十分に発揮されない状態になります。風邪や感染症などにかかりやすくなると同時に、病気が長引き、治りにくくなるのです。

病気にかからなくするために平熱を高くするには、生活習慣を見直すことが大切です。次の点に工夫するようにしましょう。

①適度な運動……体を温めて、自然治癒力や免疫力を高めるのに欠かせないのが適度な運動です。このとき、決して無理をしないようにし、自分のペースを守って生活の中に運動を取り入れるようにしましょう。

②十分な睡眠……心も体も昼間の活動の緊張やストレスから解放され、心身がリラックスできるのが睡眠中です。睡眠中は、免疫細胞の働きがとても活発

になり、十分な睡眠がとれていると免疫力が高まります。

③栄養バランスのよい食事……毎日の食事は非常に大切です。暴飲暴食はもってのほかで、栄養バランスのとれた食事は免疫力に大きく関与します。免疫力を高める食べ物は、私たち日本人が伝統的に食べ続けてきた納豆や味噌などの発酵食品、玄米や野菜中心の食生活です。

④体をゆっくり温める入浴……ゆっくり入浴することで、体を芯から温めます。全身の疲れや緊張をほぐすことで免疫力を高めることができます。湯温はちょっとぬるいと感じる38～40℃ぐらいがよく、時間をかけて20～30分つかるようにしましょう。

自然治癒力・免疫力を高める有機ゲルマニウム

基礎体温を高くして自然治癒力・免疫力を上げるためには、有機ゲルマニウムも効果があります。有機ゲルマニウムには、酸素の代替と血液や血流の活性化によって体温をしっかりと高める働きがあるのです。ゲルマニウム半導体の特有な電子作用は、血液や血流、リンパの流れを体の隅々にまで循環し、血流の停滞や減少を防いでくれます。

よく「人は血管から老いる」といわれます。これはどういうことでしょうか。心臓は収縮と拡張を繰り返すことで血液を全身の血管に向かって送り出しているのです。

収縮・拡張の回数は、成人が静かにしているときで通常、毎分60~70回くらいですから、1日では約10万回。睡眠中は回数が少し減りますが、運動をしたり興奮したりしたときは2倍くらいになります。この収縮・拡張は生きている限り休むことはありません。心臓の収縮・拡張はまさに私たちが生きていることの証しです。

この血液を循環させる心臓や血管などを循環器（心臓血管系）と呼びます。年齢を経てくると、全身の多くの臓器は働きが低下して萎縮しますが、心臓血管系は萎縮することはありません。かえって肥大したり拡張したりするのは、生命維持のための負担がそこにかかってくるためです。

つまり、心臓は肥大し、血管壁は厚くなると同時に弾力性がなくなり硬くなるのです。加齢とともに動脈硬化が進行していきます。さらに血流の滞りは、酸素や栄養素が体の隅々にまで届きにくくなることで体のトラブルが発生するのです。

血管と血液の病気は、気づかないうちに進行します。これといった特有の症状がないので、「サイレントキラー」と呼ばれますが、高血圧などがその代表です。脳卒中も心筋梗塞も動脈硬化が原因で起こる血管と血液のトラブルの一つです。

血液のトラブルを防いで循環器を健康に保つには、自然治癒力・免疫力の効果を高めるためにもゲルマニウムの力が必要となるのです。

自然治癒力と免疫力の違い

有機ゲルマニウムは、私たちが生まれながらにもっている自然治癒力と免疫力を高めることで健康な体をつくっていると説明してきました。ところで、自然治癒力と免疫力は同じなのでしょうか、それとも別モノなのでしょうか。実は大きく異なっているのです。混同されやすい自然治癒力と免疫力について、簡単に説明しておきましょう。

風邪をひいたときに体が回復して元どおりに健康な体にするのは免疫力です。

一方で、怪我をして傷ができたときに、元どおりに回復させるのが自然治癒力になります。

免疫力は外部から入ってきた病原体など異物に対して働く力で、自然治癒力は傷ができるなど体の中で起きた不具合を回復させる力といえるでしょう。私たち人間の体は病原体だけでなく、さまざまなストレスが原因になって不調になります。その体の歪みを修復してくれるのが自然治癒力です。

免疫の働きや仕組みについては、近年、研究が進んで多くのことが明らかになってきました。抗体をつくる獲得免疫より、それ以前の自然免疫のほうにも重要な役割があることがわかってきています。免疫チェックポイント阻害剤であるオプジーボの発見とがん治療への応用で、本庶佑博士がノーベル生理学・医学賞を受賞しましたが、これも免疫学の進展による成果です。

従来、がん治療といえば基本的に手術療法、化学（薬物）療法、放射線療法の3種類があり、これが三大療法と呼ばれています。免疫療法は三大療法から外れた「亜流」とされていたのです。わが国では、この3つの治療以外は認められていなかったのが現状です。手術療法や放射線療法が終わって（初めから手術療法や放射線療法ができないケースもありますが）、がんが再発や転移をしないように、抗がん剤でがんを追い詰めていくというのがスタンダードな治療法でした。ところががん細胞は「死んだふり」をして抗がん剤治療が終わったら息を吹き返して活発に暴れ回るのです。

抗がん剤は、がん細胞だけでなく、正常な細胞まで大きくダメージを与えてしまいます。本来ならがん細胞と戦う免疫細胞や生体の防御機能まで損なわれるのです。三大療法だけではがん治療の成果がなかなか上がらない原因がそこにあるのかもしれません。そこに、本庶博士の免疫療法が切り込んできたのです。免疫療法によるがん治療が世界的に脚光を浴び注目を集めることになりました。

ところが、自然治癒力については、まったくといってよいほど解明が進んでいません。むしろ、西洋医学では自然治癒力の領域に踏み込もうとしていないかのようです。

自然治癒力という言葉はラテン語にもあります。「vis medicatrix naturae」です。この自然治癒力という概念はもともと、古代ギリシャの医聖ヒポクラテスが唱えました。彼の遺した言葉に「人は誰でも１０００人の名医をもつ」がありますす。これは、人間には誰でも病を治すことができる自然治癒力があるという意味です。

このため、医者の主たる役割は身体がもつ自然に治癒しようとする力を助けることで、医者は身体の働きをよく観察し、治癒的な性質の妨げになっているものを取り除くことによって、結果として健康を取り戻すことができるとしたのです。しかし、近代医学が実証的なモノへと進むうちに、このヒポクラテス的な自然治癒力の考え方は消えてしまいました。

ただし、医療の現場では自然治癒力に頼る治療が盛んに行われているのです。自然回復力とでも呼んだほうがいいのかもしれませんが、その回復力がなければ、私たちは病気から逃れることはできないといっても過言ではありません。

有機ゲルマニウムは、西洋医学が置き去りにしてきた自然治癒力と、免疫力を高めることで健康な体をつくり、守ってくれているのです。

電磁波に囲まれている私たちの日常

私たちの身の回りは電磁波にあふれています。

ざっと数えただけでも、携帯電話などのスマートフォンやWi-Fiをはじめとする各種無線ＬＡＮから発せられる電磁波に、私たちは好むと好まざるにかかわらず取り囲まれています。さらに携帯電話基地局は増設され続けているのです。

通信機器だけではありません。電子レンジやＩＨヒーターなどの家電製品、さらには、一般の各家庭に導入され始めているスマートメーターも無視できないレベルです。電力需要の増大とともに、街中を縦横に走る電線も高圧化の一途をたどり、電磁波は知らず知らずのうちに私たちの体に侵入しています。電磁波は、昔から私たちの身の回りにありました。代表的なものとしては、太陽や雷、雲の中での放電などがあります。また、人間も微量ですが赤外線を放出しています。１００年前に私たちが浴びていた電磁波と比べて、１兆倍以上にもなっているという試算があるのです。

電磁波は私たちの体にどう影響するのでしょうか。

人体は全体的に電気を通す導体で、常に微弱な電流が流れています。もし体に異常が起きた場合には、神経細胞の伝達により異常な信号が流れるといわれています。その生体電流の乱れが、肩こりや腰痛、ストレス、神経痛などを引き起こす原因となり、それが進んでいくと、循環器の不調となってさまざまな病気の引き金となるのです。

電磁波の影響による健康被害

人間が手をつなげば電線がわりになるといわれるほど、私たち人間はよく電気を通します。自由電子に満たされた体内では、細胞が栄養を取り入れてエネルギーを生み出す代謝でさえも、電子のやりとりによって行われているのです。

電磁波による健康被害のメカニズムとして、過剰な電磁波によって電子本来

の働きが乱されることが原因の一つに挙げられています。なんとなく体がだるい、重い、疲れやすい、

肩こりがひどくなった、不眠症や自律神経失調症などは電磁波という環境ストレスによる部分が大きいと考えられています。

ドイツのマインツ大学病院でＷＨＯの委任で脳腫瘍と携帯電話などから発せられる電磁波の関係を調査しているシュルツ博士は、常に電気に満たされた大気電場（静電電界）の変化が人体に影響を与えることを発見。博士によって、リウマチや神経痛、頭痛、喘息、心臓発作などが静電電界の変化とともに急増することが明らかになったのです。

さらに、電磁波が体内に入ることで、細胞の分子間で電子の異動が生じて生体の電気反応が乱れされます。このとき、抗酸化物質のグルタチオン過酸化酵素を維持する細胞内のカルシウムイオンの放出に影響が出て、活性酸素を抑制

する物質が失われることになるのです。

ゲルマニウムは半導体で、32℃以上の熱や光などの少量のエネルギーで温めることで電子浸透圧が働きイオン化して、皮膚との接触面から皮膚の下の組織に作用していきます。ゲルマニウムの電子が皮下組織中の毛細血管に到達すると、血液中に電子の移動・交換が行われるのです。電子を発生することで、生体電流を活性化させ、細胞内のバランスが保たれ、ストレスだけでなく腰痛やコリ、疲れを改善する力が働きます。

電磁波による健康被害がいわれる今日、ゲルマニウムによって生体電流のバランスを調整することができるのです。これによって、自然治癒力・免疫力の活性化につながり、体内にたまった過剰電子を放電させます。

さらに、痛みや不快な症状などを改善・穏和するだけでなく、血液の浄化作用や血液循環の改善・緩和にもつながります。

ゲルマニウムは人体に必要とされる電子を与えたり、受け取ったりします。これは、湿気があるときは水分を吸収し、乾燥したら水分を放出する木炭の調節作用と同じような働きで、ゲルマニウムは水分ではなく電子を吸収・放出しているのです。

活性酸素は病気を引き起こす

大気中には約20％の酸素が含まれています。私たちはこの酸素がなければ生きていくことができません。呼吸によって体内に取り入れられた酸素は、赤血球のヘモグロビンによって体内の隅々にまで運ばれて、私たちの生命活動を維持することに役立っているのです。ところが、体内に取り入れられた酸素がエネルギー代謝の過程で、燃焼が不完全であると活性酸素が発生することになるのです。

活性酸素は、呼吸によって体内にとりこまれた酸素がエネルギーをつくりだす過程や、血液中の白血球などによって生みだされます。活性酸素の特徴は強力な酸化力（サビつき）です。ただし、体内に細菌やウイルスが侵入してくると、この酸化力で殺菌・分解してくれるという大切な役割も担っているのですが、活性酸素は必要以上に発生してしまうと、脳や体の細胞にまでダメージを与えてしまう諸刃の剣ともいえる存在なのです。

活性酸素は、過剰に産生されると、体内のあらゆる細胞を攻撃します。活性酸素が最初に狙うのが不飽和脂肪酸から構成される生体膜です。この膜は非常に酸化しやすいのが特徴で、過酸化脂質に変質します。

過酸化脂質はそれ自体が活性酸素の一つで、この膜を通して行われる物質の交換が阻害されると、細胞が傷つき破壊され、ＤＮＡが損傷することになります。これによってがんを引き起こすことにつながるのです。このように、活性酸素はがんだけでなく、心血管疾患や生活習慣病などをもたらす要因となります。活性酸素は、感染症を除いたほとんどの病気の原因になるのではとも考えられているのです。また私たちの病気だけでなく、老化にも深く関わっています。年齢とともに現れる肌のシミやシワ。これも活性酸素が原因となっているのです。

もともと体には、活性酸素の働きを弱めたり無毒化したりする機能が備わっています。しかし激しい運動や精神的なストレスなどに直面すると、処理できる以上の活性酸素が発生して体中の細胞を次々にサビつかせてしまうのです。このような活性酸素によって細胞の機能が一時的に低下した状態、これがいわゆる「疲労」の正体といえます。

体をサビから守るために

活性酸素対策を講じることは肌の健康を守るだけでなく、体全体の老化をも防ぐことになります。細胞伝達物質や免疫システムとして働く活性酸素ですが、その一方で、生体内には、活性酸素の傷害から生体を防御する抗酸化防御システムが備わっています。活性酸素の産生が抗酸化防御システムを上回った状態を酸化ストレスといいます。

酸化ストレスを引き起こすリスク因子としては、紫外線、放射線、大気汚染、たばこ、薬剤ならびに酸化された物質の摂取などが考えられます。また、過度な運動やストレスも活性酸素の産生を促し、酸化ストレスを引き起こす要因となります。したがって、日ごろからバランスの取れた食事、適度な運動習慣ならびに十分な睡眠により抗酸化防御システムを良好に保つことが酸化ストレスを防止するためにも重要となります。

私たち人間は、電化製品と同じように電子の流れをエネルギー源として生活しています。

エネルギー源は食物ですが、これを分解し、最終的に水素から電子を取り出してエネルギーに変換しているのです。このプロセスで酸素を利用しています。つまり、私たちは体内で「食物を燃やして」エネルギーに変換しているのですが、このとき「燃やす」ことは化学的には「酸化する」ことと同じです。活性酸素が、私たちの体内で常に産生されるにもかかわらず、酸化することなく恒常性を維持できているのは、活性酸素から自己を防御する抗酸化防御システムが備わっているからです。抗酸化防御システムは、活性酸素の産生を抑制したり、生じたダメージの修復・再生を促す働きをしてくれるのです。

抗酸化物質として、スーパーオキシドジスムターゼ、カタラーゼ、グルタチオンペルオキシダーゼなどの内因性の抗酸化酵素に加え、ビタミンC、ビタミンE、カロテノイド類、カテキン類など外因性の抗酸化物質もあります。実際には、活性酸素の産生と抗酸化防御システムが複雑に作用し合いながら生体内の活性酸素の産生と抗酸化防御システムの状態が決まります。

半導体でもあるゲルマニウムは32℃以上になると電気を通す性質があり、自由電子が飛び出します。このとき自由電子が速やかに酸素を還元する働きがあるのです。しかも、有機ゲルマニウムは大量に飲んでも副作用や害になることはありません。抗酸化防御システムとしてもすぐれた働きがあるのが有機ゲルマニウムといえるでしょう。

有機ゲルマニウムの誕生

浅井ゲルマニウム研究所長である浅井一彦工学博士によって、1967年（昭和42年）有機ゲルマニウムの合成が成功します。病を押して続けられた浅井博士の研究が日の目を見るまで苦節十余年の月日がかかったのです。浅井博士の合成によって誕生した有機ゲルマニウムは、WHO（世界保健機関）から「カルボキシエチルゲルマニウムセスキオサイド」（ポリトランス〔（2－カルボキシエチル）ゲルマセスキオキサン〕）、または「Ge－132」）の開発番号を与えられ、承認されます。

浅井博士は「私はこの化合物こそ、生物の生命力に直結し、人類に偉大な貢献をする物質であると、いわば霊感ともいうべき神秘的な感覚に襲われたのである」と『ゲルマニウムと私』で述懐しています。

当時、多発性リウマチと痛風で病床に伏していた浅井博士ですが、自ら合成した有機ゲルマニウムをなんら疑うことなく飲み始めます。絶対に体に効果があると信じて――。博士は、有機ゲルマニウムを飲み始めると、「体じゅうが暖かくなる」「血色がよくなる」「寝覚めがよい」「思考力が増す」などの効果が現れたといいます。その結果、10日後には病床から起き上がることができるようになり、元気に回復することができたのです。この博士の自らの体験が、さらに研究を進める原点となり、さらなる研究成果へと結びつくことになるのです。

有機ゲルマニウムの特徴は、鉱物由来の元素でありながら水溶性ということです。水溶性――水に溶けやすい性質にすることが研究の眼目だったといってもよいかもしれません。私たちの体は65％以上が水分といわれますが、この体には水溶性の有機ゲルマニウムがスムーズに吸収・排出され、効果的に活用で

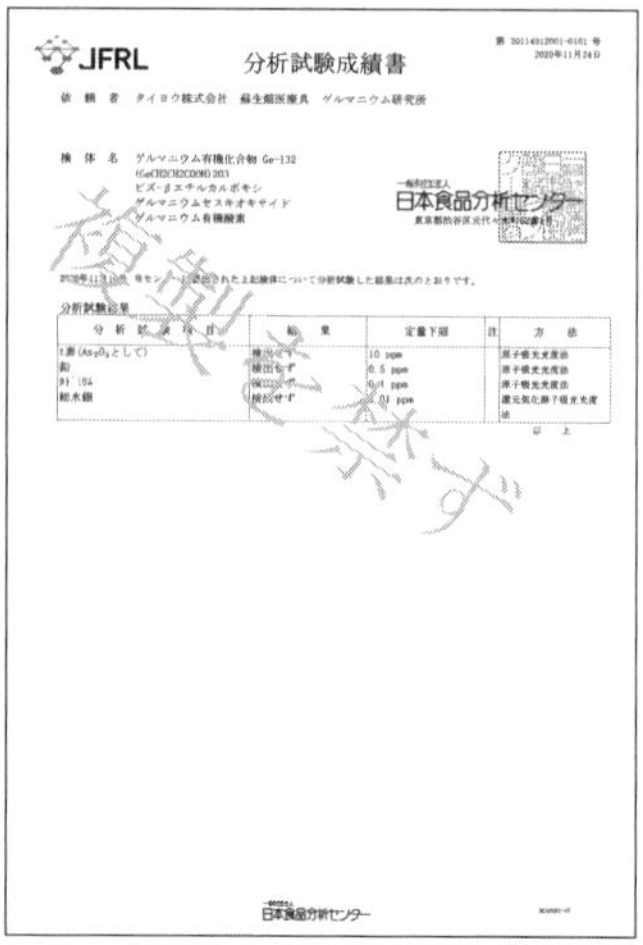
JFRL　分析試験成績書

第 20114012001-0101 号
2020年11月24日

依頼者　タイヨウ株式会社　蘇生館医療具　ゲルマニウム研究所

検体名　ゲルマニウム有機化合物 Ge-132
(GeCH2CH2COOH)2O3
ビス-βエチルカルボキシ
ゲルマニウムセスキオキサイド
ゲルマニウム有機酸素

一般財団法人
日本食品分析センター
東京都渋谷区元代々木町52番1号

2020年11月10日 当センターに提出された上記検体について分析試験した結果は次のとおりです。

分析試験結果

分析試験項目	結果	定量下限	注	方法
ヒ素(As$_2$O$_3$として)	検出せず	10 ppm		原子吸光光度法
鉛	検出せず	0.5 ppm		原子吸光光度法
カドミウム	検出せず	0.1 ppm		原子吸光光度法
総水銀	検出せず	0.01 ppm		還元気化原子吸光光度法

以上

一般財団法人
日本食品分析センター

日本食品分析センターの安全性試験成績書

きるのです。

浅井博士のひらめきとアイデアを、及川浩理学博士と柿本紀博薬学博士の努力によって、水に溶ける有機ゲルマニウム化合物「2-カルボキシエチルゲルマニウムセキスオキシド」の合成につながりました。浅井博士の有機ゲルマニウム特許公告により、各大学の医学部や研究機関、各製薬会社などから大きな注目を集めることになります。

一方、ゲルマニウム化合物の製品

化は、個人や会社含めて29人の特許出願人が約70件もの特許を申請するほどまで進展します。ただしこれらのほとんどは単なるブームに踊らされた魑魅魍魎の怪しげな製品でした。その後、浅井博士は1982年に75歳で生涯の幕を閉じますが、有機ゲルマニウムは特許期間が終了したことでジェネリック化が進みます。ゲルマニウムはブームと沈静期を幾度となく繰り返しますが、ブーム期には相も変わらず偽物が出現し、健康を願う人を惑わせているのです。

薬ではないから万病に効く

開発者である浅井博士が飲んで大丈夫だったからといって、そのまま「安全である」とお墨付きを与えることはできません。有機ゲルマニウムの評判が高まるにつれて、多くの研究機関で安全性の試験が繰り返されます。

主な試験として、次のようなものがありました。

一般毒性試験……対象となる製品（有機ゲルマニウム）を、ラットやマウスなど人間と同じほ乳動物に投与して投与期間中に状態観察、体重測定等、投与後に病理検査、血液学的検査、血液生化学的検査で毒性を評価します。投与期間は、短期の影響を評価するための単回投与から、28日間反復投与、中長期の影響を評価するための90日から1年間の長期投与があります。

特殊毒性試験……実験動物に二世代にわたって与え、生殖機能や新生児の生育に及ぼす影響を調べる繁殖試験、実験動物の妊娠中の母体に与え胎児の発生・生育に及ぼす影響を調べる催奇形性試験、発がん性の有無を調べる発がん性試験、アレルギーの有無を調べる抗原性試験、細胞の遺伝子や染色体への影響を調べる発がん性試験の予備試験ともいうべき変異原性試験です。

体内動態試験……消化管で吸収され、血液を通して組織全体にまわり、肝臓で代謝され、腎臓から尿に排出されるまでの状態を観察します。消化管での吸収が悪いと効果が現れにくくなり、また、肝臓での代謝がよすぎると、すぐに体の中からなくなってしまうので、短い時間しか効きません。このように、体内での吸収や代謝のされ方、排泄試験などを総合的に調べることが必要です。

このような厳しい試験を繰り返し行って、有機ゲルマニウムの安全性が確かめられていったのです。これらの積み重ねによって多くの基礎データができあがり、多くのエビデンス（科学的証明）が蓄積されて、健康への有効性が確かめられていきました。

有機ゲルマニウムの安全性が確かめられるに従って、数多くの研究者や医者から次々と具体的にどのような病気に効果があったのか、報告が上がってきました。一例を挙げると、胃・十二指腸潰瘍、肝炎、肝硬変、高血圧、膠原病、前立腺肥大症、糖尿病、そして自律神経失調症、心身症、てんかん、喘息のほか外傷や火傷などです。

これらの結果から、有機ゲルマニウムは特別な病気だけに効くのではなく、「万能薬」という言葉がぴったりといってもよいかもしれません。しかし、有機ゲルマニウムは医薬品ではありません。ではなぜ、さまざまな病気に効果があるのでしょう。それは、有機ゲルマニウムが私たちの生まれながらにもっている自然治癒力、免疫力を高めて、体内の不調を克服していることになると推測できます。むしろ、そう考えないと、有機ゲルマニウムのエビデンスの多さを説明できないからです。

がんという悪魔の手から救い出す

現在日本人は、一生のうちに、2人に1人は何らかのガン（悪性新生物）にかかるといわれています。そして、がんは全死因の中の第1位で、約3割を占めます。つまり3人に1人はがんで死ぬことになります。すべての人にとって身近な病気――それががんです。

がんは、禁煙や食生活の見直し、運動不足の解消などによって、ある程度は「なりにくくする」ことができます。しかし、一生涯がんに「ならないようにする」ことはできません。がんは、遺伝子が傷つくことによって起こる病気といわれています。私たちががんになるまでは、さまざまな要因が重なり合い、長い年月にわたって体の中で生まれ、成長していくのです。

がんに効く薬――世界中の科学者や研究者、医療従事者が長い年月をかけて求め続けていますが、はっきりとこれが効くという薬はできていません。

浅井博士も、有機ゲルマニウムがガンに対して有効な手立てになるのではと、『ゲルマニウムと私』（玄同社）の中で次のように述べています。ちょっと長くなります引用します。

――ガンに関して、素人が何かいう事は、タブーとされている。

それだけに、私は、ガンが一般の病気とは異なる何か、人間の一種の宿命のようなものを背負っていると考える。

しかし、私はいま、ゲルマニウムがガンを対症的に治すとはいわない。ガンという悪魔の手から、人間を救い出してくれると主張するのである。

さて、ゲルマニウムは半導体と呼ばれているとおり、この原子の電子は、他の多くの原子にない独特の電子特性を持っている。

トランジスタとかダイオードに用いられるのもそうした特性からだ。ゲルマニウム原子は32個の電子を持っているが、一番外側にある4個の電子は、内1個が周囲の環境によって飛び出してしまう性質がある。すると、そこに電子の落とし穴が出来、他の電子を引きずり込むことになる。こういった電子の動きをうまく利用して、電子工学的に増幅（トランジスタ）したり、整流（ダイオード）することで活用されているわけである。

何度も繰り返すようですが、生体は電気の極超微小粒が凝集してできているのであり、各部分は、それぞれ固有の凝集体としての機能を果たしている。したがって、各々が決まった電位を持っている。その電位が狂ってくると病気が発生するのだから、その電位を正常に戻さなければならないわけである。ゲルマニウムは、電位を正常にする為に素晴らしい働きを示すのである。

そこで、最も注目されているガンを例にとってみよう。

ガン細胞の電位が他の正常な細胞の電位と明らかに異なっていることは、すでに知られている。ガン細胞膜の電位は高くて、激しく変動している、と専門書は書いている。猛烈に細胞が増殖するのだから、当然のことだろう。（中略）

痛みというのは、脳に与える一種の警報みたいなもので、痛みの発生したところから神経細胞を通じて、電子が次々とリレー式に移動し、脳に伝達されてはじめて「痛み」を感じるという仕組みになっている。麻酔は薬の作用で、一時、電子の移動を停止させるから痛みを感じなくなる。もうおわかりだろう、半導体の特性で、神経細胞中を流れる電子の動きを撹乱し、移動を停止してしまうのだ。——

第2章

「飲む」有機ゲルマニウムが効く！

私とゲルマニウムの出会い

私（大形郁夫）がゲルマニウムについて初めて知ったのは1975年でした。半世紀近い年月がたっているのですね。脱サラしてから1969年に空調・防災関係の会社を設立し、夢を描いて邁進をしていた時期です。年に何回かは海外に出向いて、外国人技術者と寝食を共にする生活を送っていました。

たまたまマレーシアで仕事をしていたときです。オーストラリアから来ていた技術者と知り合い、将来の夢などを語り合う仲になっていました。現地で仕事が終わりお互いに別れて数カ月が過ぎたころ、その彼から一通の手紙がきたのです。

その手紙が、私の運命を大きく変えることになります。マレーシアでのお礼と近況報告に続いて、次のようなことが書かれていました。

第2章
「飲む」有機ゲルマニウムが効く！

――最近、オーストラリアではゲルマニウムという物質が人体にさまざまな効果をあげているという話題が持ち上がっているが、ミスター・オオガタは知っているか？　その開発者は日本人のカズヒコ・アサイというが知っているか？――

というものでした。手紙には、現地の新聞の切り抜きが同封されていたのです。切り抜きは、海外におけるゲルマニウムの研究発表を報じたものでした。ゲルマニウムといえばラジオぐらいしか知らなかった私には、健康にいいという話は驚きでした。まして、その開発者が日本人だったとは……。驚きの連続でした。

そのとき、私の中の直感が閃いたのです。ゲルマニウムを調べてみようと、早速動き出しました。初めは浅井博士の書かれた『ゲルマニウムと私』を手に入れ、読み進めたのです。本からは浅井博士の誠実な人柄だけでなく、驚異ともいうべきゲルマニウムの「力」が伝わってきました。こうなったら、自分の手でゲルマニウムに触れなくては気が済みません。ゲルマニウムの力を自分で試してみたくなったのは、私自身の性格からして当然のことです。

さまざまな関係者からゲルマニウムの話を聞きながら、ゲルマニウムの現物を手にすることができたのは１９７８年の12月でした。そのころの私は、頑固な肩こりと筋肉痛に悩まされていました。モノは試しというか、本当にゲルマニウムは効果があるかどうか確かめてみようと思い立ったのです。

その効果はすぐに明らかになりました。ずしりと重かった肩こりと鈍い痛みが続く筋肉痛が嘘のように消えてなくなったのです。これを機会に私はゲルマニウムの普及に乗り出すようになりました。自分の経験に裏打ちされているのですから、これほど説得力があるものはありません。しっかりとゲルマニウムの効果を訴えることができるようになったのです。

こうして私の周囲の人から始まったゲルマニウムの効果は、徐々に口コミで広まっていきました。それに伴って、私のもとには「ゲルマニウムでよくなった」「治った!」「寝たきりだったのが歩けるようになった!」「血圧が下がって体調がよくなった」という声が次々と寄せられるようになったのです。

これをきっかけとして、いや、周囲の人たちの圧倒的な声に押されるようにして、私は販売に乗り出すことにしました。天の声に導かれるようにして、といったほうがよいかもしれません。

微量栄養素のミネラル

浅井博士がつくりあげた有機ゲルマニウム(Ge-132)が画期的なパワーをもつことは間違いありませんが、有機ゲルマニウム自体はもともと自然界にあるものです。サルノコシカケや朝鮮ニンジンなど健康によいとされる食材はいろいろあります。浅井博士は、これらの食材に共通するなんらかの「栄養素」が有効に体に作用しているのではと調べ始めます。その結果、これらに共通するミネラルとしてゲルマニウムが多量に含まれていたことがわかったのです。これが有機ゲルマニウム（Ge－132）誕生の一つの動機になったといってもよいかもしれません。

私たちの体のおよそ96％は酸素、炭素、水素、窒素の4元素で占められています。残りの約4％はカルシウム、リンなどのミネラルです。体内に存在するミネラルはごく少量ですが、しかし、このわずか4％のミネラルがなくては私たちの体を正常に維持することはできないのです。

ミネラル（mineral）という言葉は、鉱山・鉱石などを意味する［mine］に由来しています。地球上に存在する118種類の元素のうち、水素、炭素、窒素、酸素のように、たんぱく質・脂肪・炭水化物の主要構成成分になっているものを除いた114種類の元素がミネラルです。いわば地球はミネラルの塊であり、人間はそのミネラルを栄養素として、体内に吸収して生きているといえるでしょう。

ミネラルは生体組織の構成や、生理機能の維持・調節に必要な微量栄養素です。人間の体ではつくることができないため、食物などから摂取する必要がありますが、それぞれのバランスが大切です。不足した場合は欠乏症やさまざまな不調が発生しますが、摂りすぎた場合にも過剰症や中毒を引き起こすものがあります。

「日本人の食事摂取基準」(厚生労働省)では、ナトリウム、カリウム、カルシウム、マグネシウム、リンを多量ミネラルとして、鉄、亜鉛、銅、マンガン、ヨウ素、セレン、クロム、モリブデンを微量ミネラルとして摂取基準を設けています。これら13種類が必須ミネラルです。さらに、塩素、硫黄、コバルトを加えた16種類が私たち人間の体が必要なミネラルとされていますが、ゲルマニウムは出てきません。しかし、今後の研究によっては必須ミネラルに含まれる可能性のあるものとして、ゲルマニウムだけでなく、バナジウム、ニッケル、リチウム、ホウ素、臭素が参考ミネラルとして分類されています。ミネラルの働きは複雑で、まだ解明されていない部分も多くあるのです。

人間の体をつくりあげているミネラル

植物は土壌からさまざまなミネラルを吸収します。そのミネラルを大量に含んだ植物を動物が餌として食べるのです。これによって動物の体内にミネラルが取り入れられています。しかし、最近の野菜に含まれるミネラル含有量は50

年前の2分の1から3分の1しかないといわれています。

「日本食品標準成分表」の1950年版と2010年版を比較すると、玉ねぎのカルシウムで50%、ゴボウのビタミンB_1で17%、ニラのビタミンB_2で23%、ほうれん草のビタミンCで23%、アスパラのビタミンB_2で50%……と続きます。

以前ふつうに店先で売っていたほうれん草に比べて現在わたしたちが口にするほうれん草は全般的に味も色も薄くなったような気がするといいますが、実際に数値で比較しても歴然としているのです。それはなぜでしょうか。

その原因は、野菜の品種改良によって現在の品種は、病気に強いが栄養価は低くなったとか、栄養価不足の原因は地力低下にあるなどといわれています。

実際に化学肥料を多用する現代農法の弊害といってもよいかもしれません。

地球の中に含まれる主要な栄養素だけでなく、ミネラルなどの微量成分を十分に植物が補給することがなく、また時間をかけずに多量の収穫のみを目的とした栽培の行き着いた果てといえないこともなくないのです。

先進国では糖尿病やメタボリックシンドロームに代表される生活習慣病、アレルギー疾患に代表される生活環境病、ストレスが原因になる疾病などの現代病が蔓延していますが、発展途上国ではその発症率が少ないのは、なぜでしょう。発展途上国では、身近に口にする野菜などの食品中のミネラルが多いことで説明ができます。地力の違いによって栄養分に差が出てしまうのです。

動物や植物にも活力を

「ルルドの泉」が数々の奇跡を呼んでいることは前に紹介しました。泉に含まれる成分が私たちの免疫システムに作用して、病気を治す体につくりあげているのではというのが衆目の一致する見解です。浅井博士は、「ルルドの泉」にはゲルマニウムをはじめとするミネラル分が多く含まれていると予測し、実際に博士の推測どおりの結果が得られています。

「ルルドの泉」と同じような話が日本の南アルプスの聖岳にあります。その場所は「べと場」と呼ばれ、夜になると、ツキノワグマやシカ、ニホンカモシカ、ニホンザルなどが多く集まり土をなめるのです。そこはかつて海の底だった所にあたり、土にはプランクトンの化石が含まれています。陸地から洗い流されたミネラルや微量元素などの栄養分が最終的に集まるのが海で、そのため長い年月を経て海底から陸地に隆起してきた場所は、ミネラルや微量元素に恵まれているのです。険しい崖に囲まれた山深い場所ですが、付近の獣道はすべて、べと場に通じています。動物たちは本能的にそこが体にいいことを知っていて定期的に訪れているのでしょう。

このべと場についてはテレビなどでたびたび紹介されているので、ご存じの方も多いと思います。べと場の土を名古屋の東山動物園へ持っていき、他の土と並べていろいろな動物の前に置いたところ、すべての動物がべと場の土を選んでなめたといいます。

また、福島県棚倉町の沢の周辺は、昔から「餓死知らず」と呼ばれる地区があります。そこは1500万年前には海だった所で、海藻や貝、プランクトンなどの死骸でできた岩層があり、そこから水がしみ出しているのです。その水が田んぼに注がれているので、栄養価の高いコメの産地となっています。この岩層の土を通った水は、べと場と同じようにミネラルや微量元素が豊富で、地力が備わっていることは間違いありません。この水は稲作だけでなく、畑作に対しても有効な自然の土壌改良剤・栄養剤で、農家にとっては恵まれた土地となっているのです。

私たち人間の体内に取り込まれたミネラルは、体の構成成分になったり、機能を調節したりする役割を担います。ビタミンと相互関係をもちながら酵素と結びつき、食物の消化・吸収、老廃物の排泄などの活性化を助けるのです。さらにビタミンと力を合わせて補酵素というアシスト役をします。このため、ミネラルが不足すると代謝が滞り、体内の機能を十分に発揮できない状態になってしまうのです。

ミネラルやビタミンは体内で合成することができないため、外部補給しなければなりません。補給の基本は毎日のバランスのとれた食事ですが、ミネラル不足になりがちな現代は、安全で良質なサプリメントで補う工夫が必要になります。

化合物の秘密

同じ元素でも、その元素の状態――化合物または化学構造によっては、私たちの体に必須なものになったり、反対に私たちの体を破壊したり損傷するものに化けることがあります。その身近な例が塩素（Cl）です。

塩素そのものは身体に有害な元素です――と書くと、多くの読者から反発がくるかもしれません。私たちが毎日飲む水道水には塩素が含まれているけど、と。水道水には消毒のために大量の塩素が混入されています。

水質基準法では「家庭の蛇口をひねった状態の水に0.1ppm以上の塩素（遊離残留塩素）が含まれていなければならない」と決められているのです。塩素濃度に上限はないので、もっと濃くても法律上は問題ありません。しかし、その残留塩素がカルキ臭となり水道水の味を悪くしているのです。法律的には問題なくても、味が悪く、体にも悪いのでは問題がありすぎといえるでしょう。

また、残留塩素は水中の有機物と反応して有機化合物トリハロメタン（発がん性物質）を生成します。さらに塩素にはたんぱく質を破壊する作用があり、高濃度の塩素水が入ったプールには肌の保水力や保湿力がなくなって皮膚病の原因になるのです。

塩素は食品中のビタミンやミネラルを破壊します。水道水で野菜や米、レバーなどの食品を洗うことで、食品の細胞に入り込んだ塩素により、ビタミンやミネラルの10～30％が失われているのです。このように安全に飲用するための塩素処理が、飲用するには不安な水を生み出しているばかりか、貴重な栄養分などもなくしているのが水道水の塩素処理といってもよいでしょう。

この「有害」な塩素ですが、私たちにとって必須のミネラルであるナトリウム（Na）と化合することで、塩化ナトリウム（NaCl）になります。塩化ナトリウムは食塩のかたちで摂取されることが多く、小腸で吸収された後、大部分が腎臓から尿中へ排泄。体内のナトリウム量は腎臓での再吸収量の調節によって維持されています。

ナトリウムはカリウムとともに体内の水分バランスや細胞外液の浸透圧を維持しているほか、酸・塩基平衡、筋肉の収縮、神経の情報伝達、栄養素の吸収・輸送などにも関係しているのです。

さらに、水分を保持しながら細胞外液量や循環血液の量を維持し、血圧を調節しています。ナトリウムを過剰に摂取すると、この液量が増大するため私たちの体には異常が起こるのです。血圧が上昇したり、浮腫（むくみ）ができやすくなります。一般的に食塩の摂取しすぎは高血圧の原因とされ、心臓病や脳卒中を引き起こすといわれていますが、一定量は生命維持に欠かせない大切な栄養素なのです。

浅井博士の「酸素補給説」とは

化合物は、その化合の仕方によって私たちの体にとって薬にも、または有害物にもなるのです。ゲルマニウムに限らずすべての元素にいえることですが、元素単体と化合物とは別物ということを忘れないでください。ゲルマニウムの化合物といっても、私たちの体に負の働き（有害となる、毒性となる）をするものもあれば、正の働き（悪い症状を改善する、健康に作用する）をするものもあります。

化学物質は化学構造が少しでも違うと全く異なった性質の物質になります。同じ元素をもつ化合物であっても、単に名称が「有機ゲルマニウム」というだけではすべて同じものではなく、当然ながら体によいものも、悪いものもあるのです。

「体によい」とされる有機ゲルマニウムは、1967年に浅井博士と柿本博士との連名による特許公告の発表で、合成がきちんと成功したことを証明されたものです。世界保健機関（WHO）により信頼性のある化学製品として、「Ge－132」の開発番号を与えられ、承認されています。

有機ゲルマニウムは化合物です。鉱物由来のゲルマニウムを有機合成のプロセスを経て水溶性にしています。化合物のゲルマニウム含有は42・78％（理論値）です。現在は特許期間が切れ、誰でも自由につくることができるため、外国産製品が蔓延している状況といってもよいでしょう。

化合物である有機ゲルマニウムが、どういう働きで体によいのでしょうか、病気に効果があるのでしょうか――。

浅井博士は、自身の体験からゲルマニウムには「酸素を補給するのを助けるから」（酸素補給説）ではと考えました。これは、浅井博士をはじめゲルマニウムを飲用すると、多くの人からの反響として、必ずといってよいほど、体が暖かくなり、血色がよくなり、顔の色つやがよくなり、寝覚めがよくなり、思考力が増すなどといった声が寄せられたからです。浅井博士は、「生体内酸素の活用と血液循環に有利に作用する働きがある」と「酸素補給説」を唱えたのです。

私たちの生存に不可欠な酸素は、血液や血流によって体の隅々まで循環しています。体のあらゆる不調の原因と大きく関係しているのが血液や血流で、これらを活性化することは、私たちが生きる上で最も基本となるものです。

脳の機能にも、血液や血流は欠くことのできない密接な関係があります。計算したり、話したり、感動したり、食べたり、寝たり、あらゆる活動が脳からの指示で行われるのです。このとき脳への血液や血流が滞っていたりすると、当然のことながら体の不調を招くことになります。

浅井博士の「酸素補給説」は世界中の研究者によってより深く研究されていますが、いまだ科学的な証明が得られていません。だからといって、これが間違いだというのではありません。

浅井博士の説を裏付ける現象や研究がいくつも出てきているのです。ここでは話が難しくなるので省略しますが、酸素補給説でなければ説明がつかない事象が多くあり、補給説を否定する研究も出てきていないということを付け加えておきます。

ゲルマニウム製品のパイオニアとして

私が浅井博士の有機ゲルマニウムの高い健康効果に触発されてから、ゲルマニウムの啓蒙のために出版と啓蒙開発に取り組み始めました。さらに日本国内

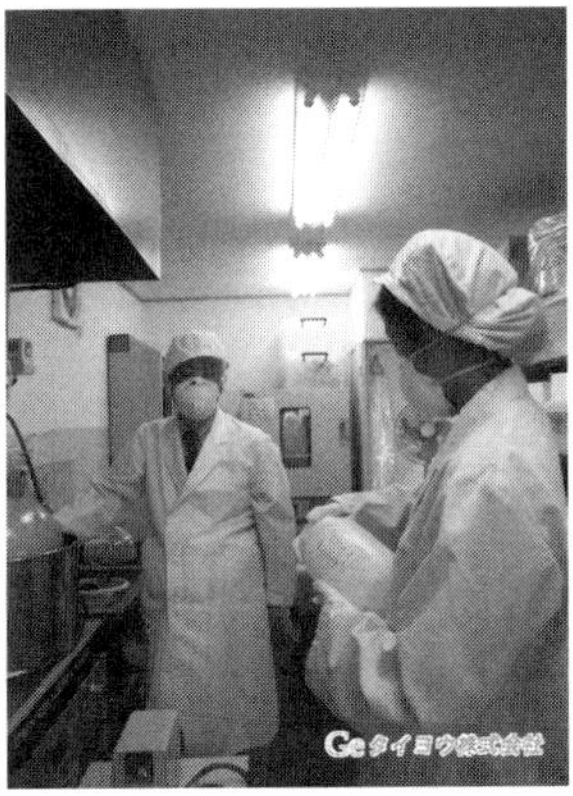

生産現場

の自社工場で1987年より生産製造に全力を注いでいます。浅井博士の特許公告論文を根拠として添加物や増量剤などは一切混入することなく、水溶性の有機ゲルマニウム（Ge－132）の原粉を生産しているのです。

いままでに何回となく、ゲルマニウムブームと呼べるときがありました。その度ごとに、ゲルマニウムとは呼べない商品が大挙して出回ったのです。その結果、事故や健康被害が起こって、ブームが去り、沈静化していきました。有機ゲルマニウムと混同されやすい無機ゲルマニウム（GeO_2）や、有機ゲルマニウムを名乗りながらも合成組成式がいい加減だったものなど数えあげたら際限がないほどです。表立ってすぐに健康被害がなくても、長期間にわたって引用することで不具合が起きるので注意が必要になります。

その結果について『有機ゲルマニウムの科学』（医学博士・石田名香雄、医学博士・木村郁郎／監修、東洋医学舎）から一部引用しておきます。

——有機ゲルマニウムは浅井博士自身によってまたその後も新しいガイドラインに即して

数次にわたり毒性試験が実施され、安全性が確認されました。

とくに最新の「急性毒性試験」では、イヌ（雄）への経口投与で、その「LD50値」（50％lethal dose＝半致死量。投与した動物の半数が死亡すると推定される量）は８５００mg/kg以上であることが明らかになりました。これを体重60kgに換算すると510g以上にもなり、一度にそんなに大量に飲むことなどあり得ることではありません。その他、亜急性・慢性毒性試験（3カ月および1年間、毎日、大量に投与する試験）、生殖発生毒性試験（妊娠前・中・後期にそれぞれ雌雄動物に投与し、生殖への影響を見る試験）、三世代にわたる繁殖試験、抗原性試験（アレルギー性）、変異原性試験（復帰突然変異試験・小核試験・培養細胞による染色体異常試験）でも、有機ゲルマニウムはなんらの毒性も示さないことが確認されています。——

また、有機ゲルマニウムと混同されやすい無機ゲルマニウムでは、死亡事故があったため、当時多くの研究機関で実験が繰り返し行われていました。

その結果は次のとおりです。

この無機ゲルマニウムをラットに24時間経口投与して調べてみると、臨床的にも腎臓の機能障害の指標となる血清尿素窒素（BUN）の上昇、クレアチニ

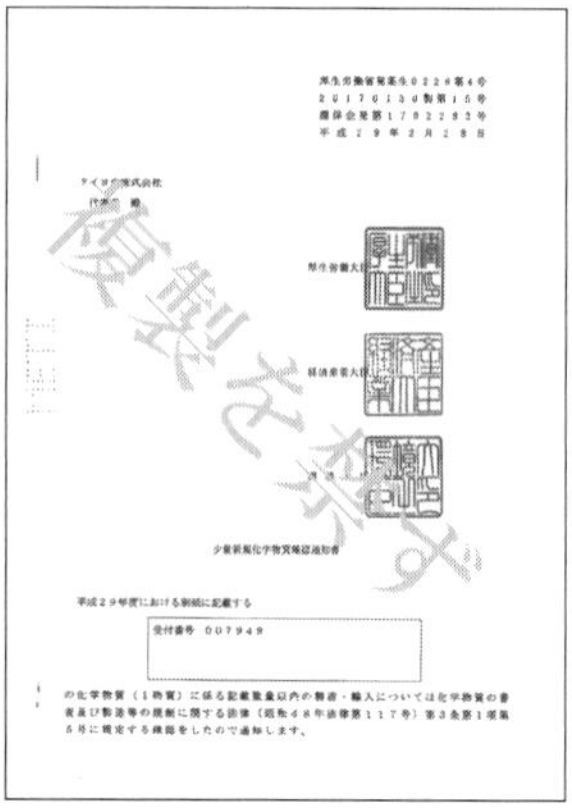

厚生労働省発薬生0226第4号
20170130製第15号
環保企発第1702282号
平成29年2月28日

テイヨウ株式会社
代表者　殿

厚生労働大臣
経済産業大臣
環境大臣

少量新規化学物質確認通知書

平成29年度における製造に記載する

受付番号　007949

の化学物質（1物質）に係る記載数量以内の製造・輸入については化学物質の審査及び製造等の規制に関する法律（昭和48年法律第117号）第3条第1項第5号に規定する確認をしたので通知します。

ンおよびリンの上昇、クレアチニンクリアランスの低下、体重の減少のほか、肝機能の異常が認められ、死亡する動物も発生しました。

さらに無機ゲルマニウムを投与した動物の病理学的組織検査では、腎臓遠位尿細管にPAS（p-アミノサリチル酸）染色陽性の顆粒沈着と、空胞性退行変性（半定量的には95％）を認め、また、腎組織中のゲルマニウム含量では、有機ゲルマニウム投与群や無投与対照群に比して有意な上昇も認められたのです（九州大学医学部第二内科学教室・佐内透ら)。

したがって、無機ゲルマニウムの長期摂取例に特徴的な腎症は、無機ゲルマニウムが腎組織に残留するためであると考えられるわけです。このため1989年に厚生省から、無機ゲルマニウムの継続摂取を避けることや、ゲルマニウムを食品の原料とする場合は、あらかじめその安全性を確認して使用するように注意喚起がなされています。

回復のサインの一つ好転反応

東洋医学では瞑眩反応という言葉があります。鍼や灸、整体などの治療後に一時的に体が不調になることです。治療前と比べて、それまで滞っていたリンパ球や血液の流れがよくなることで起こる、いわば健康を取り戻すプロセスの一つで、体にだるいなどの疲れや痛み、発熱などの症状が現れることをいいます。

この瞑眩反応と同じものが好転反応です。東洋医学に限らず、西洋医学による治療でも、また健康食品を飲んで健康になる過程でも起こります。有機ゲルマニウムでも同じです。ただし、好転反応は誰にでも起こるとは限りません。好転反応がなくてもじわじわとよくなることが実感できる人もいます。

有機ゲルマニウムに関して、初めて飲む人では好転反応が起きないで健康を実感できる人が3分の1います。好転反応が見られるケースがやはり3分の1です。残りの3分の1は飲む前と飲んだ後の変化を感じられない人で、これは若い人に多く見られます。しかし、現在はゲルマニウムを必要としない若い人たちも、将来的にはゲルマニウムが必要となる「予備軍」といってもよいでしょう。

ゲルマニウムを飲む前の体調をしっかりと把握することで、飲用後にどのように変化していくのかをきちんと理解しておくようにします。いわば、好転反応がある方は、健康を取り戻すためには経験しなければならない過程ともいえます。

好転反応がみられたときは、症状や病状などが悪化したのではと心配することはありません。3日間ほど飲むのを一時的に休みます。そして4日目から再び試すとよいでしょう。

それでも好転反応が残るようなら、再度3日間休み、4日目から再開すれば、体がどんどんよくなっているのが実感できるでしょう。好転反応を感じられる人は、健康を取り戻す道を歩み始めているのだということをしっかりと自覚してください。

有機ゲルマニウムは寝る前が効果的

健康食品である有機ゲルマニウムは、いつ飲んだらよいのでしょうか。基本的にはいつ飲んでも構いませんが、自然治癒力が高まるとされるのは睡眠中なので、就寝前に多めに飲用するようにしましょう。毎日決まって寝る前に飲む習慣をつけておくと、飲み忘れを防ぐことにつながります。

有機ゲルマニウムの最大の特徴は、いくら摂取しても害にならないということです。これはどういうことでしょうか。ゲルマニウムの性質が半導体で、32度以上になると電気を通すようになります。これによって一部の電子の結合が切れて、自由電子が飛び出すのです。この自由電子が素早く酸素を還元してくれるのです。

自由電子をたくさんもっている他の物質でもいいのでしょうか。鉄や銅は自由電子を多くもっていますが、これを大量に摂取することはできません。特に銅は深刻な銅中毒を起こします。鉄は不足すると、鉄欠乏性貧血になるといわれ、1日の摂取基準量が決められていますが、過剰摂取すると、鉄沈着症や便秘、胃部不快感などに注意しなければいけないとされているのです。

大量に摂取しても害にならないということに関して、風邪の予防や健康によいということでビタミンCのサプリメントが流行ったことがあります。ビタミンCは水溶性なので、余分なものは尿として体外に排出されるので、大量摂取しても問題はなく、無害というのが定説でした。

ところが、ビタミンCを過剰に摂取すると、体内でシュウ酸に変換されてしまいます。これがカルシウムイオンと結合すると、水に溶けずに腎臓に結石をつくり尿管結石の原因となることがわかってきました。このため、いまではビタミンCは多くても1日に1000mg（1g）以内にするようにと推奨されています。

有機ゲルマニウムは飲用後ほぼ24時間かけて体内を巡り、その後は自然に排泄されます。自然治癒力や免疫力、基礎体温の上昇には定期的な飲用がお勧めです。さらに風邪などの予防にも効果を発揮します。

半導体のゲルマニウムの電子作用は、身体の基礎となる部分に働きかけてくれるのです。このため、自然治癒力や免疫力のバックアップ、薬効促進や通院治療の補助としても「頼れる」存在ということができるでしょう。

キーワードは「水溶性」

有機ゲルマニウムの原料は、鉱物由来でありながら水溶性であることが重要なポイントになります。

市場には多くのゲルマニウム製品が氾濫しています。浅井博士のつくった「有機ゲルマニウム」とどう異なっているのでしょうか。

浅井一彦博士が特許を取られた水溶性の有機ゲルマニウムは、完全な「水溶性」ということができます。その面で大きな違いがあるのです。浅井博士の特許組成式公告発表後の特許申請に関しては、浅井博士の有機ゲルマニウムのものと抵触しないことが求められます。とすると、「水溶性」の一点だけでも大きな違いがあることになるでしょう。ましてや外国産の有機ゲルマニウムは論外です。

「有機ゲルマニウム」と銘打った健康飲料があります。蜂蜜や酵素などと混ぜてつくられた有機ゲルマニウム含有飲料です。体によさそうなイメージを与えますが、実際はどうなのでしょうか。有機ゲルマニウムが健康によいというイメージを最大限に利用していることは確かですが、有機ゲルマニウムの質、量が問題です。有機ゲルマニウムが浅井博士由来のものなのかどうか、有機ゲルマニウムの含量はどれくらいなのか、それが明らかでない商品が多くあります。ほかに余分なものが入っていないかもきちんと確かめておかなければなりません。

浅井博士の特許組成式による「有機ゲルマニウム」は、ビタミンやスピルリナ、カルシウムなどの増量剤や添加物の混入がない純粋な原粉です。完全な水溶性を保持しているため、他のサプリメントや薬剤、食品や飲料との飲み合わせは気にせずに摂取できます。薬剤などとの相乗効果も十分に期待できるのです。

純粋か否かを確かめる方法の一つに、ミネラルウォーターに混ぜて攪拌する方法があります。数分間かき混ぜても透明にならないで白濁や残留物がみられるときは、増量剤や添加物などの不純物が含まれている可能性が否定できません。

外国産の「有機ゲルマニウム」の中には「温浴用」という表示のあるもののも

あります。温水では攪拌すれば不純物でも溶けやすくなり、ほぼ透明になることがあるので、なおのこと注意しなければなりません。むしろ「温浴」でなければ溶けないというのが大きな問題といわざるを得ないでしょう。

ゲルマニウムの電子作用を満遍なく

血液を身体の隅々にまで速やかに循環させることで、免疫力や解毒効果、自然治癒力をアップさせ、血液をきれいにしてくれるのがゲルマニウムの電子作用です。私たち誰にでも備わっている自然治癒力ですが、100%全部活用しているとはいえません。十分に使い切れていないのが現状です。

なぜ、自然治癒力を十分に活用できていないのでしょうか。その原因の一つが「現代病」ともいえる、私たちを取り巻く生活環境の悪化です。不規則な生活習慣、ストレスに満ちた社会生活……。そして個人的な問題になりますが、睡眠不足の毎日、食の偏り、食品添加物の摂取、喫煙やアルコールなどなど。

これらの影響で自然治癒力が十分に活躍できなくなっているのです。日頃からストレスをため込まないようにする、しっかりと睡眠をとること、体を冷やさないようにすること、バランスのとれた食生活を心がけることを続けていれば、自然治癒力が回復することは間違いありません。健康な体を維持するには、自覚と意識が大変重要になるのです。

特に快便は、健康維持に欠くことのできない出発点と見ることができます。昔の人は、自分の体調をみるのに、体がだるくないか、熱はないか、痛いところはないか、気持ちが悪いところがないか、などを判断材料としました。このときに最も体調のようすがわかる情報源が大便でした。血液検査やX線写真もない時代から、昔の医師は大便からその人の健康状態を見ていたのです。

大便からは、その人の食生活だけでなく、体調や生活習慣までわかります。大便の出方は、体の調子に影響され、これを左右するのは、食事や仕事、運動、ストレス、睡眠、日常生活などが大きく関係します。食事と栄養吸収・排便は、生まれたときから備わっている消化吸収機能といえるのです。消化吸収機能をいかに最大限に発揮させるかが快便の秘訣といえます。

自律神経の働きで、胃が働き、小腸と大腸で蠕動が起こり、やがて直腸へと運動が伝わるのです。便意が促されてするっと出るのが快便の基本になります。この自律神経に優しく作用するのがゲルマニウムの電子作用です。

現代人の「生きる」をサポート

新聞や雑誌、あるいはネットなど、巷では健康によい、体によいと銘打ったサプリメントの宣伝広告が氾濫しています。これだけ氾濫している中から自分に最適なものを探すとなると、それこそ「砂漠の中で針を探すようなもの」といってもよいでしょう。体の基礎となる血流が体の隅々にまで循環し、それをサポートするものが「健康によい」と考えてみてはいかがでしょうか。

更年期や高齢者の方にとって体の不調の原因は、血流のよどみと停滞にあるようです。就寝中の寝返りや伸びによって、脚にむくみが出たり、こむら返りが起こりやすい、筋がつりやすい人は重篤な病気になりやすいサインでもあるのです。つったときの痛みは表現できないほどの痛みといいます。医者に診てもらっても、ほとんどが治療らしい治療をしないで済ませられてしまうようです。

実は、この脚がつりやすい、むくみが出るなどの症状には、エコノミークラス症候群という病気が隠れていることが多いのです。中高年で血管の内側が傷みはじめている方や以前に血栓のできたことのある方、生活習慣病の方、50歳以上の女性でホルモン剤を服用している方は特に注意しなければなりません。

エコノミークラス症候群は長時間飛行機の座席に座って同じ姿勢をとっていると起こりやすいといわれ、昨今では避難生活などでも話題になっています。

エコノミークラス症候群は、血の流れが悪くなって血管の中に血のかたまりがつくられ（深部静脈瘤）、そこに痛みや腫れが生じることがあります（深部静脈血栓症）。血のかたまりがはがれ、肺の血管につまると、胸が痛い、呼吸が苦しいなどの症状を起こします（肺塞栓症）。ときには死に至る病気となるのです。

エコノミークラス症候群を防ぎ、血流をよくするには、有機ゲルマニウムを飲用し、体の内側から半導体の電子作用を与えることです。こうすることで血流を滞りなく速やかに体の隅々にまで循環させることができます。

このほか、実際に有機ゲルマニウムを試された皆さんからの声を紹介しておきましょう（ただし、効果については個人差があります）。飲用に際しては、不調のところに意識を集中させると、より効果が期待できるといいます。

――健康診断では血圧や肝機能の数値など基準値から外れていましたが、有機ゲルマニウムを飲むようになってからどんどん基準値に近づき、それを励みに一層飲むようになりました。もちろん、実感として体調がよくなっているのがわかります。

――脳機能の回復と促進につながっているようです。受験勉強での集中力も増しているようです。

――認知症の予防と改善に期待できそうです。老化や臓器の衰えは徐々に進行します。不調になってからでは遅いので、元気なうちから飲むようにしています。脳の血流が改善されるというので、認知症の予防にもつながるのではと期待しています。

――飲用するようになって、肩こりや腰痛、関節痛などが緩和しました。

――シミやシワが改善されるように感じます。肌のくすみがなくなり、同年代の人と比べても健康的に見え、お肌が変わった実感があります。

――血流がはっきりと改善されるのがわかり、高血圧などの生活習慣病や糖尿病、さらに肝臓疾患までよくなっています。

――食後の短時間に血糖値が急上昇する「血糖値スパイク」。一般的な健康診断では見逃されやすいため、「隠れ糖尿病」とも呼ばれます。国際糖尿病連合（IDF）がまとめた「食後高血糖の管理に関するガイドライン」では、食後2時間血糖値が140mg/dLを超える場合は対処が必要だとされています。放置しておくと動脈硬化が進みやすくなり、心筋梗塞や脳梗塞、がん、認知症などのリスクが上昇するといわれます。この血糖値スパイクの予防に有機ゲルマニウムが有効に作用しています。

――病気の予防ではありませんが、お酒を飲みすぎたときは、就寝前に有機ゲルマニウムを飲むようにすると、二日酔いになることなく、すっきりとした朝を迎えることができます。

――高血圧や低血圧でも、数値が安定します。

――便秘改善には乳酸菌や食物繊維が有名ですが、有機ゲルマニウムも十分に期待できます。

第3章

「貼る」「身に着ける」ゲルマニウムが効く!

無機ゲルマニウムとの出会い

第2章で、私は浅井一彦博士が開発した有機ゲルマニウム（Ge-132）に魅せられて「飲むゲルマニウム」の開発・啓蒙に乗り出したことを説明しました。有機ゲルマニウムに魅せられたのとほぼ同時に、私は濱田徹氏が開発した、体の外から用いるゲルマニウムの医療用具にも着目したのです。いわば「貼るゲルマニウム」ですが、有機ゲルマニウムと違って無機ゲルマニウムで、水に溶けないだけでなく、もちろん飲むこともできません。

その無機ゲルマニウムのなにが私を引きつけたのでしょうか。

無機ゲルマニウムは鈍い色をした金属の粒です。浅井博士の有機ゲルマニウムは白い粉末状でしたが、同じゲルマニウムの名前が付いていても、まったく別モノという印象でした。この無機ゲルマニウムは医療用具で、絆創膏で体の不調な部分に貼って使用するというのです。絆創膏で患部に貼る——当時、テレビCMなどでひっきりなしに流れていたのは、磁石付きのモノでした。

当時、ひどい肩こりに悩まされていた私は、磁石付きのモノも何度となく試していましたが、残念ながら一向に効果はありませんでした。無機ゲルマニウムはどうだろうか、半信半疑ながらも貼ってみることにしたのです。

すると、どうでしょう。どんどんと肩が軽くなっていく感じです。冷えた鉄板が入っているのではと思えるほどだった肩こりがスーッと消えていくではありませんか。十年、いや二十年近く悩まされ続けてきた肩こりです。それが、見る見るうちに（本当にそう表現するのがぴったりなほど）よくなっています。あれほど悩まされ続けてきた肩が軽いのです。「これは効く!」そう思った私は、このゲルマニウムについて改めて調べることにしました。

手始めに濱田氏の発明品（体の外から用いるゲルマニウムの医療用具）に関

する資料を特許庁から取り寄せたのです。発明品の名前は「健康用皮膚当接片」。その意味するところは、「健康を促すため、皮膚に当てて用いるゲルマニウムを含んだ金属片」です。製品の生理作用については次のように書かれていました。

「このゲルマニウム片によって痛みが軽くなったり、消えたりする事実は確認されているが、それは、神経伝達の異常な電気信号がゲルマニウムの電気的調整機能によって正常に調整されることではないか」

濱田氏の唱えるゲルマニウム片の効用は科学的に実証されたわけではありません。ですが、私には長年悩まされ続けてきた肩こりが治ったという確かな「事実」がありました。浅井博士の開発した有機ゲルマニウムとほぼ時を同じくして、私の目の前に現れた無機ゲルマニウム。こうして私と無機ゲルマニウムの付き合いが始まりました。今から五十年近く前のことです。

認められた押圧効果とは?

貼るゲルマニウムはなぜ効果があるのでしょうか。

厚生省(当時)では医療用具として認可されていますが、それは「押圧効果」というのが理由でした。押圧効果とは、手や指などによる種々の押圧操作によって、身体に生じるさまざまな作用を利用し、疾病治療を目的とする手技をいいます。簡単な表現をすれば、「指で押して病気を治す技術」で、皆さんは「指圧」を想像するのではないでしょうか。厳密には指圧だけでなく、物理的にツボなどを刺激して健康改善の効果があるという意味になります。

ツボを押して刺激すればいいのですから、絆創膏にゲルマニウムを貼らなくても「押圧効果」は期待できます。極端な話、小さい石ころでもいいのです。

しかし、濱田氏はゲルマニウムにこだわりました。おそらく、特許庁に提出した資料にあるように、ゲルマニウムのもつ電気的調整機能が何らかの役割を果たしているのではと考えたと思われます。

ところがこの効果・効能を前面に出して厚生省の認可を受けるには、治験だけでなく多くの臨床データが必要となり、膨大な時間と経費がかかることになるのです。それによって、濱田氏は電気的調節機能云々で厚生省の認可をとることはあきらめ、医療用具として認可を受けるために押圧効果だけでもよしとしたのではないでしょうか。

実際問題として、単なる押圧効果だけでさまざまな体の痛みが、多くの人の体の不調に対して劇的に効果があることではないでしょうか。メカニズムの詳しいことはわかりませんが、ゲルマニウムに電気的特性があればこその結果であると、私は確信しました。そうでなければ、あの頑迷な肩こりが短時間で治った理論的な説明がつかないのです。

こうして私は貼るゲルマニウムの製品化へと突き進むことにしました。

ただし、無機ゲルマニウムの金属粒を絆創膏などで体に貼るだけでは、濱田氏の特許に抵触します。特許を侵害しないで製品化はできないものか、私の前には大きな難関が立ちはだかっていたのです。

プラスに偏っている体内の電流を整える

無機ゲルマニウムを貼ることで、実際にどのような現象が体に起こるのでしょうか。

私たちの体は絶縁体に近いのですが、体内には水分が含まれているので微弱ながらも電流が流れています。

最近の体重計は、体重だけでなく体脂肪率や筋肉量、内臓脂肪レベル、基礎代謝量などが測定できるようになっているのです。これは、体に微弱な電流を流し、その際の電気の流れやすさ（電気抵抗値）を計測することで体組成を推定する生体電気インピーダンス法です。

体の中で電気を通す組織の筋肉組織は、その断面積によって電気抵抗値が異なります。断面積が大きいほど電気抵抗値が低く、断面積が小さいほど電気抵抗値は高くなるのです。電気を通して判明した電気抵抗値と筋肉量を計算しています。この筋肉量を基にしてさまざまなデータから、どれだけの脂肪がついているのかを推定しているのです。

体脂肪率だけでなく、医療現場で活躍するＭＲＩやＣＴ、心電図なども体に流れる微弱電流を測定することで画像診断に結びつけています。

私たち人間の細胞は、原子核と電子核から構成され、電子核はプラスの電気とマイナスの電気を帯びて、お互いにつり合って調和がとれています。つまり私たちの体は電気でコントロールされているといっても過言ではありません。ところが何らかの原因で細胞のプラスとマイナスの電気バランスが崩れると、体の中に流れる生体電流が乱れてしまい、その結果、肩こりや腰痛、頭痛、筋肉痛、めまい、耳鳴り、下痢、便秘、目の痛み、疲労感などいろいろな障害や病気が起きてきます。

大気中に増えているプラスイオン

100年以上前、大気中のイオンは、プラスイオンが1に対してマイナスイオンは1・2で、マイナスイオンが優勢でした。しかし、現代の大気の状態はプラスイオン1・2に対してマイナスイオンは1と逆転してしまっています。

これは、何が原因なのでしょうか。

主な原因として、車から排出される排気ガスがあげられますが、工場などから排出される煙、汚染された河川や酸性雨、ゴミの焼却時に出るダイオキシン、農薬や各種食品添加物、シックハウス症候群の原因となる化学物質のホルムアルデヒド、日用品に多く使用されている有機リン化合物、放射線、紫外線、そして電磁波といわれています。

大気中にプラスイオンが増えたことで、頭痛やめまい、吐き気、イライラ感が増加するだけでなく、人体組織の細胞を酸化させ、自律神経を刺激し、内分泌系や免疫、体液の循環作用を悪化させ、体の老化を早めるのです。

また、プラスイオンが体内に入ると、それ自身が健康な細胞にダメージを与える活性酸素になったり、あるいは血液を酸性にしたりします。細胞が酸化すれば血液中に乳酸が非常に多くなり、その結果さまざまな病気が引き起こされると考えられているのです。

健康な体では体内のプラスとマイナスの電気バランスはとれていますが、ストレスや疲労によってプラス電子が増えると病気にかかりやすくなるのです。第1章で活性酸素が万病の原因になると説明しました（71ページ参照）。万病や老化の原因であるといわれる活性酸素はプラス電子を増やしますが、これにマイナスの電子を与えると、ただの酸素に変わったり、水に変わったりします。こうやって活性酸素を消し去り、体の内部からの酸化や炎症を取り除くことができるのです。

快適さを伝えるマイナスイオン

ゲルマニウムは熱によってマイナス負荷の電子を発します。ゲルマニウムでなくとも、金属元素を皮膚に付着させると、電子浸透圧という金属元素の電子が身体に吸収される性質があるのです。

イオンとは電気を帯びている小さな物質（原子や分子、または分子集団）をいいます。電気といっても感電するものではありません。プラスの電気を帯びたものが「プラスイオン」、マイナスの電気を帯びたものが「マイナスイオン」です。金属元素はプラスやマイナスの電流を帯びようとする性質があり、このプラスやマイナスになりやすい度合いのことをイオン化傾向と呼びます。イオン化傾向は金属の種類により異なり、アルミニウムや亜鉛、鉄、ニッケル、錫、鉛、銅、水銀、銀、白金、金と続くとされてきました。ところがゲルマニウムにはこれらの金属を上回るイオン化傾向があることが確かめられているのです。

イオン化傾向の強い金属は、生体電流の乱れを整える力が強く、素早く体のさまざまな不快な症状を取り除いてくれることになります。

空気中には窒素、酸素、水素、炭酸ガスなどの物質が混ざり合い、それぞれプラスイオン、マイナスイオンという状態で漂っています。そして空気中の酸素分子や窒素分子が約20%ずつ存在しているのです。これらは大変安定した構造をしているため、よほどエネルギーが加わらない限り、イオン化することはありません。最もイオン化しやすいのは水の分子です。マイナスイオン化した水の小さなクラスター(塊)が多い状態が、マイナスイオンを豊富に含んだ空気であり、生物に快適さや心地よさを感じさせます。

マイナスイオンと聞いて、皆さんは「森林浴」を思い出すかもしれません。

多くの木々が呼吸する森の中はマイナスの電気を帯びたイオンに溢れています。特に滝や小川の近くなど、水が激しくほとばしっているところほど、マイナスイオンが多く発生するのです。元素にエネルギーが加わると不安定な状態となり、イオン化します。水が撥ねて急激に水滴が飛び散ると、大きめの水滴はプラス側に帯電して落下し、霧のように微粒化した水の粒子はマイナス側に帯電します。それにより、周囲の空気もマイナスに帯電していくからです。

ドイツのノーベル物理学者フィリップ・レーナルト博士が19世紀末に発見したレーナルト効果（レナード効果とも）では、私たちが生活している普通の環境下では、マイナスに帯電している分子量は1立方センチメートルあたり0～数百程度。それに対し、水しぶきの多い場所の分子量は1立方センチメートルあたり約5000、場合によっては1万を超えるといいます。

森林は、木自体の呼吸によって霧のような水の微粒子が発生しやすい環境で、近くに滝や小川があれば、それだけマイナスイオンが多くなるのです。森の中をゆっくり歩いたり、深呼吸すると、心がやわらぎ、心身ともにリラックスできるのは、レーナルト効果によってマイナスイオンを存分にとり込むことができるからといえます。

マイナスイオンを発生するゲルマニウム

ただし、マイナスイオンの効果については否定的な意見もあります。問題は、マイナスイオンの効果を証明する科学的なデータが少ないことです。つまり、どれほどの量のマイナスイオンを、どれほどの時間浴びれば、人体機能がどう変化したか、数値はどう改善されたかといった具体的な治験データ、医学的エビデンスがまだまだ不足しているのです。

科学的データが不足しているとはいえ、森の中や小川のほとりで過ごしていれば、やはり気分爽快になってくることは間違いありません。人間には自然を求める本能があります。目に入る景色、自然の音、風のそよぎなど人の五感を通じた精神的なヒーリング効果、セラピー効果なども、特に都会人にとっては見逃せないのではないでしょうか。

一時期、マイナスイオンを発生する電化製品が話題になったことがありました。2000年前後ですから、いまから20年ほど前です。マイナスイオン発生装置の付いたエアコンや空気清浄機、ヘアドライヤーなどが大々的に広告され消費者の関心を集めたのを覚えているでしょうか。さらに、2002年には、パソコンにマイナスイオン発生機が搭載されたり、掃除機や冷蔵庫などにも及びました。

その年の日本経済新聞の「ヒット商品番付」でも、「マイナスイオン家電」がランキング上位になったことがあります。マイナスイオン家電の効果については、やはり根拠不足もあって、誇大広告ではないかという批判もあり、今では積極的にマイナスイオンだから健康によいとはいえなくなっているのです。

また、ヘアドライヤーや空気清浄機、掃除機、電気冷蔵庫などは、もともと電磁波を発しています。むしろ、そのほうの害の方が心配です。

マイナス電子を直接体へ

私たちは、毎日多くの家庭電気製品に囲まれて生活しています。冷蔵庫、洗濯機、テレビ、掃除機、電子レンジ、パソコン、携帯電話、エアコン、固定電話などなど。これらの電気製品は、電気の流れるときに必ず電磁波を出し、この電磁波が私たちの生体電流を乱して健康を損ねていくのです。だからといって、現代では電気製品のない生活は考えられません。電気のない江戸時代に戻れといってもそれは無理な話です。健康な毎日を送るためには、この生体電流の乱れを調整する必要があるのです。

電流の乱れを調整するには、体の外から電気を入れ流すのが一番手っ取り早い方法でしょう。これが電気や磁気を利用した治療法です。電気を帯びた電子、またはその電子の群をイオンといいますが、これを利用したイオン効果はいろいろな治療にも使われています。たとえば筋肉痛や半身麻痺などのリハビリテーションには、超短波や低周波の照射が用いられているのです。

体に電流を流したり、電波を照射したりすると、電流の乱れを正すと同時に、体が温まることを利用してもいます。その温熱効果で血行がよくなり、交感神経が刺激されて毛細血管が拡張し、新陳代謝が促進されて細胞内の毒素が取り除かれるのです。

あるいは適度の暖かさが加わることによって鎮痛、鎮静作用も促されます。さらに温熱には筋肉を弛緩させ、痛み、けいれんを取り除いたり、血液やリンパ球などの体液をアルカリ性にするなどの効果もあります。体を温めて治療に結びつけるのは、飲用する有機ゲルマニウムの効果の一つと以前に解説しましたが、「貼る」ゲルマニウムでも同じような作用があるのです。

マイナス電子を発生させるゲルマニウム粒を皮膚に付着させることで、直接マイナス電子を皮膚から取り入れることもできるのです。プラスに傾き不調になった身体の電流をマイナス電子の力で元の正常な流れに戻すことができます。これがゲルマニウムの金属粒を皮膚に「貼る」効果といえるでしょう。まさに、「貼る」ゲルマニウムによって、森林浴と同じかそれ以上のマイナスイオン効果が期待できるのです。

身に着けるゲルマニウムの製品化

有機ゲルマニウムと同じように無機ゲルマニウムも、使い方を間違わなければ健康維持に貢献し、その効能を最大限に発揮することができるのです。

ゲルマニウムは身体にどう作用して健康維持にどのような効果があるのでしょうか——。実際に身につけて確かめてきた私には、「確実に効く!」と断言できるのですが、多くの人を納得させることはできません。第1章で浅井博士が述べられている説をここに紹介しておきましょう。

ゲルマニウムは32個の電子をもつ原子です。32個の電子のうち4個は一番外側にあって、浮動性があり、環境によっては飛び出してしまうこともあります。この4個のうちの1個が飛び出すと、その電位のポジティブポール（陽極）を生じ、周囲より電位を吸い込む現象があるのです（浅井博士の特許公告論文「生体内の異常細胞電位を変化させてその機能を停止させる作用を持つ化合物の製造法」から抜粋）。

そのため体内のプラスイオン（電子）とマイナスイオンが速やかに交換され、血流が体の隅々まで巡ることになります。その結果、私たちが生まれながらにもっている免疫力や自然治癒力が高まることになるのです。

しかし、科学的にこれを検証して厚生省から医療用具として認可をとること

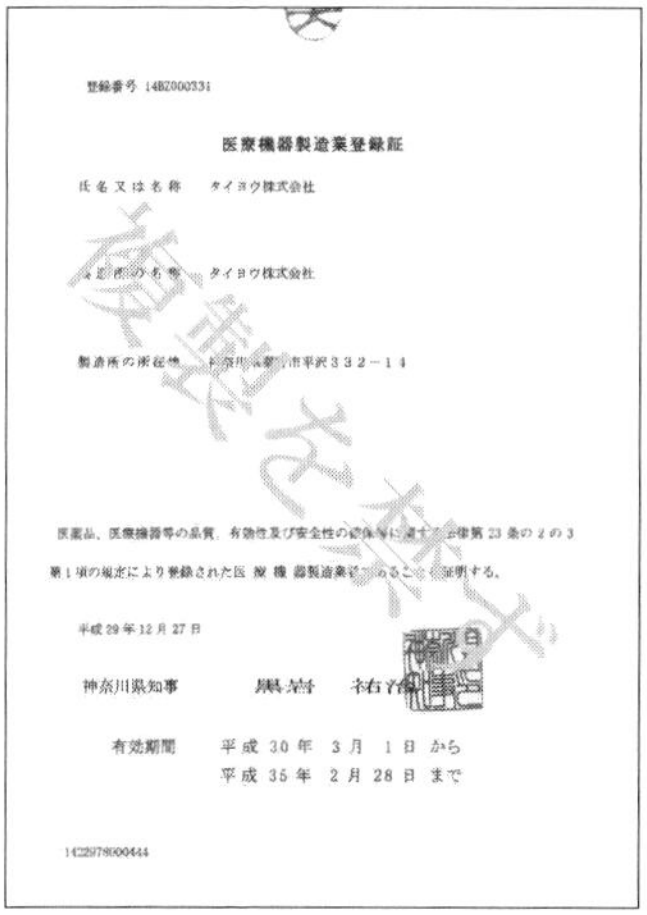
登録番号 14BZ000331

医療機器製造業登録証

氏名又は名称　タイヨウ株式会社

製造所の名称　タイヨウ株式会社

製造所の所在地　市平沢３３２－１４

医薬品、医療機器等の品質、有効性及び安全性の確保等に関する法律第23条の2の3第1項の規定により登録された医療機器製造業者であることを証明する。

平成29年12月27日

神奈川県知事

有効期間　平成30年　3月　1日　から
　　　　　平成35年　2月　28日　まで

1422978000444

【医療機器製造業許可証】

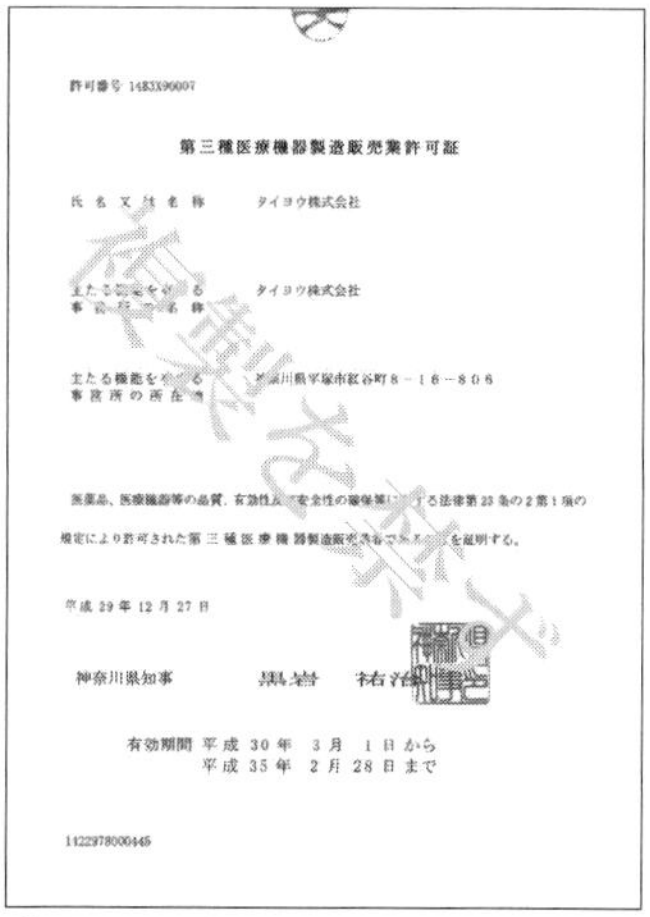
許可番号 1483X90007

第三種医療機器製造販売業許可証

氏名又は名称　タイヨウ株式会社

主たる機能を有する事務所の名称　タイヨウ株式会社

主たる機能を有する事務所の所在地　神奈川県平塚市紅谷町８－１６－８０６

医薬品、医療機器等の品質、有効性及び安全性の確保等に関する法律第23条の2第1項の規定により許可された第三種医療機器製造販売業者であることを証明する。

平成29年12月27日

神奈川県知事

有効期間　平成30年　3月　1日から
　　　　　平成35年　2月　28日まで

1422978000445

【第三種医療機器製造販売業許可証】

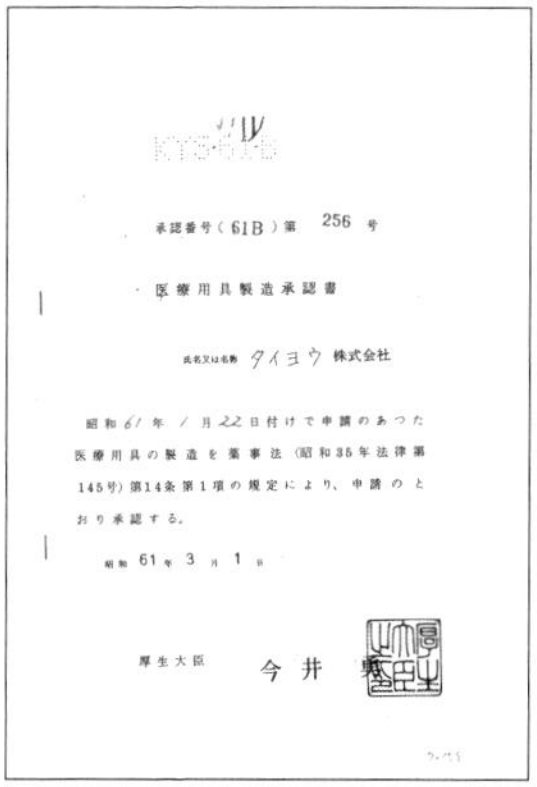
承認番号（61B）第　256　号

医療用具製造承認書

氏名又は名称　タイヨウ　株式会社

昭和61年 1月22日付けで申請のあつた医療用具の製造を薬事法（昭和35年法律第145号）第14条第1項の規定により、申請のとおり承認する。

昭和61年3月1日

厚生大臣　今井

【医療用具製造承認書】

はできません。ゲルマニウム金属粒の生みの親である濱田氏と同じになってしまうからです。

濱田氏の「健康用皮膚当接片」の「押圧理論」を超えるプラスアルファがなければなりません。そのプラスアルファとして注目したのが電磁波です。ちょうどその頃、電磁波被害が社会問題として話題を集め初めていました。

電磁波被害についてはこの後に解説しますが、電磁波が私たちの生体電流を乱して健康を損ねていることに研究を重ねたのです。そして、この電磁波健康被害を避けるための医療用具として国の認可をとることにしました。ゲルマニウム金属粒は医療用具としての認可（厚生労働省医療用具承認　61Ｂ　第256号）、さらに医療用具製造業としての許可（厚生労働省　承認医療用具製造業許可　認証14ＢＺ　第０３３１号）を得ることができたのです。

電磁波による健康被害を防ぐためのゲルマニウム　製品の開発に全力を傾け

ることになります。まさに世界初の発想による事業展開です。「貼る」ゲルマニウムはもちろんのことゲルマニウムネックレスやブレスレットという「身に着ける」ゲルマニウムをはじめ、ゲルマニウム温浴器やサポーターなど多種多様なゲルマニウム製品を世に送り出してきました。

第1章、第2章で紹介しましたが、有機ゲルマニウムの生みの親は浅井一彦博士です。

ここで紹介しているゲルマニウム金属粒（無機ゲルマニウム）の生みの親は濱田徹氏です。

そして、「貼る」「身に着ける」ゲルマニウムを開発し、「飲む」ゲルマニウムを統合して、ゲルマニウム製品の先駆者は私ということができます。

電磁波健康被害とは

電磁波は、電気の流れるところに発生します。電界と磁界が組み合わさって、遠くまで波のように伝わるものです。送電線などの電力設備や家電製品のまわりなどの電流の流れるところに発生するといってもよいでしょう。つまり、私たちの身の回りは電磁波に囲まれているといっても過言ではありません。この電磁波が私たちに重大な健康被害を及ぼすのです。どういった仕組みなのでしょうか。

電磁波は波長の長さによって分けられます。周波数（ヘルツ）が高くなるほど、波長は短くなります。レントゲンでおなじみのX線やγ（ガンマ）線は波長が短く、0・1ナノメートル（10億分の1ミリメートル）。携帯電話やスマートフォン、Wi-Fiなどの電波は高周波の部類で、電子レンジのマイクロ波も含まれます。送電線や家電製品、ＩＨ調理器、ホットカーペットからの電磁波は周波数が50~60ヘルツの低周波で、波長は５０００~６０００キロメートルもあります。携帯電話やWi-Fiなどの高周波は電波で、低周波は周波数が低く、磁場と電場が個別に分かれるのです。波長がわずかに変わっただけで、性質ががらっと異なってきます。

電磁波の有害性については、いまだ科学的に証明されていません。だからといって、無防備に安心できるものではないのです。特に、欧米に比べ、電磁波の健康被害についての研究が進んでいない日本では、比較的楽観論が主流となっています。そんな中、「携帯電話やパソコン、電子レンジからも有害な電波が出ているのだ」といわれたら、それらがあまりにも身近な存在でだれでも利用している機器だけに、なんだかおかしな気持ちにもなることでしょう。

アメリカ屈指の疫学者として全米科学アカデミー、世界保健機関、世界資源研究所などで環境汚染と慢性病の関連性について研究するカーネギー・メロン大学のデヴラ・デイヴィス教授は、次のように報告しています。

――人工の高周波への暴露に関して、アメリカで指導されているレベルは、100年前に人類が浴びていた自然レベルの一兆倍以上。携帯電話、スマートフォン、Wi-Fiをはじめとする各種無線LAN等から発せられるマイクロ波によって、今や私たちは有無を言わさず取り囲まれている。増設され続ける携帯電話基地局にいたっては、都市部や農村部を問わず、視界に入らない場所を見出すのが困難なほどである。アフリカでも、水道や食料の行き渡らない地域でさえ、携帯基地局の敷設は進められている。

こうした電磁場環境は、私たちにどのような影響を与えるのでしょうか。

人工電磁波に起因すると思われる体調不良や電磁波過敏症がここ何年か増加しており、住民の合意なしに携帯基地局を設置する電話会社に対して、訴訟が行われている。――

もちろん、みなさんの恐怖心を煽るつもりはありません。

ここで注意しておきたいのは、電磁波健康被害と電磁波障害とは別モノだということです。ある種の電磁波が心臓ペースメーカーなどの医療機器や精密機器を誤作動させたり、ＡＴ車を暴走させたりするのは電磁波障害です。機械を誤作動させるのと、人間の健康に害を及ぼすのとでは根本的に違います。

熱作用だけではない人体への影響

総務省のホームページには「電波の人体に対する影響」というサイトがあります。それによれば、電磁波のうち周波数が3テラヘルツ以下のものを「電波」といい、電波法で規定されているとあります。携帯電話から発せられる電磁波も、分類の上ではこの電波に入るのです。

そのサイトによると、電波が体に及ぼす影響として確認されているのは次の項目になるといいます。
①刺激作用：低周波（100キロヘルツ以下）の極めて強い電波を浴びることで体内に電流が流れ、刺激を感じる。
②熱作用：高周波（100キロヘルツ以上）の極めて強い電波を浴びることで体温が上がる（電子レンジの原理）。
この熱作用に関しては、「携帯電話基地局や放送局などから発射される弱い電波を長期間浴びた時の健康影響（非熱作用）については、現在のところ、熱作用による影響以外に根拠を示すことのできる影響は見つかっていません」と補足されているのです。

とはいえ、無線通信に使われている電波が少なくとも熱作用を及ぼすことは

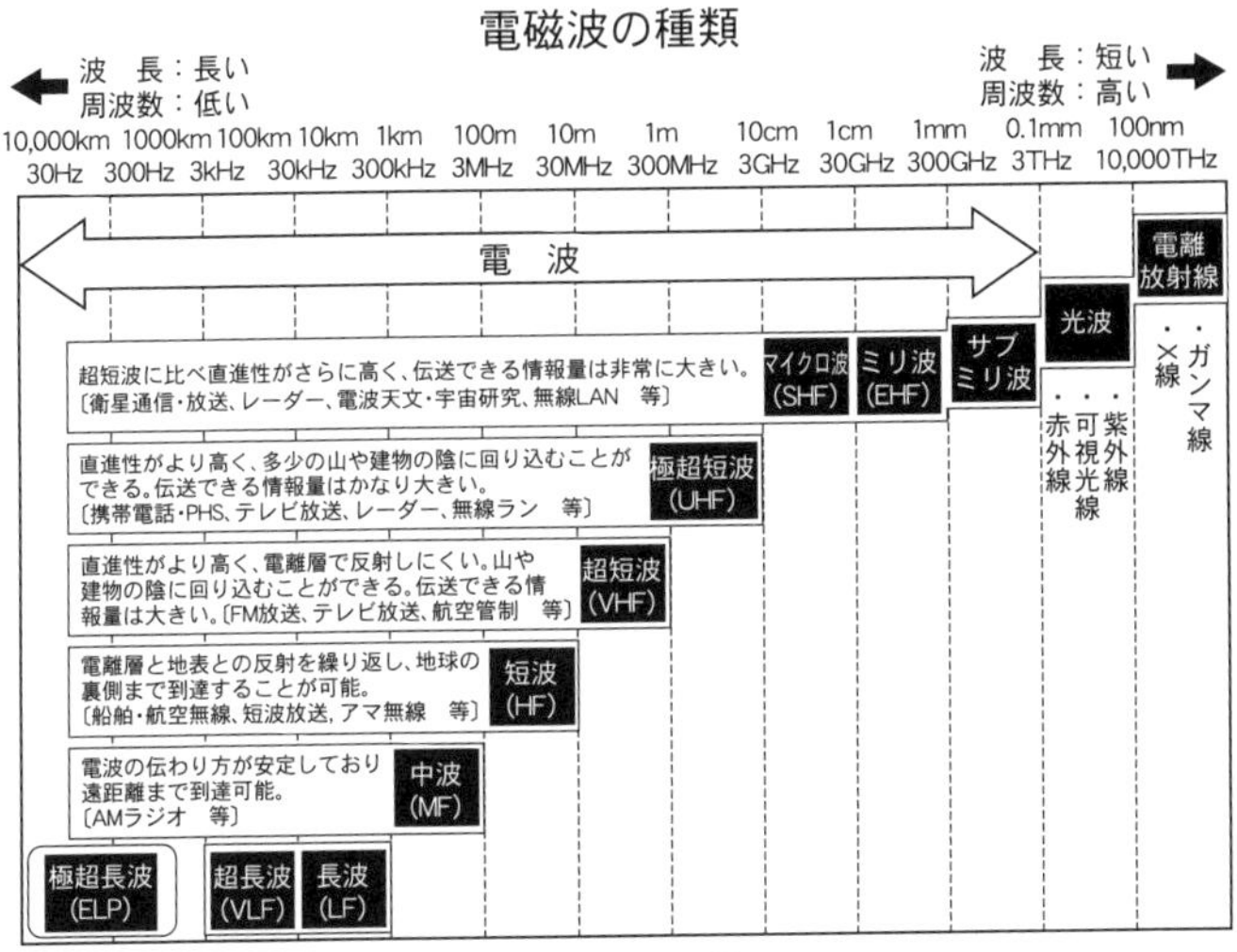
電磁波の種類
波　長：長い
周波数：低い
波　長：短い
周波数：高い
10,000km 1000km 100km 10km 1km 100m 10m 1m 10cm 1cm 1mm 0.1mm 100nm
30Hz 300Hz 3kHz 30kHz 300kHz 3MHz 30MHz 300MHz 3GHz 30GHz 300GHz 3THz 10,000THz
電　波
電離放射線
光波
超短波に比べ直進性がさらに高く、伝送できる情報量は非常に大きい。〔衛星通信・放送、レーダー、電波天文・宇宙研究、無線LAN　等〕
マイクロ波 (SHF)
ミリ波 (EHF)
サブミリ波
・ガンマ線
・X線
・紫外線
・可視光線
・赤外線
直進性がより高く、多少の山や建物の陰に回り込むことができる。伝送できる情報量はかなり大きい。〔携帯電話・PHS、テレビ放送、レーダー、無線ラン　等〕
極超短波 (UHF)
直進性がより高く、電離層で反射しにくい。山や建物の陰に回り込むことができる。伝送できる情報量は大きい。〔FM放送、テレビ放送、航空管制　等〕
超短波 (VHF)
電離層と地表との反射を繰り返し、地球の裏側まで到達することが可能。〔船舶・航空無線、短波放送、アマ無線　等〕
短波 (HF)
電波の伝わり方が安定しており遠距離まで到達可能。〔AMラジオ　等〕
中波 (MF)
極超長波 (ELP)
超長波 (VLF)
長波 (LF)

【電磁波の種類】

はっきりしています。そのため、頭の近くで使う携帯電話端末等は、あらかじめ電波保護指針の基準（局所吸収指針）を守っていることを確認してからでないと販売できないよう定められているのです。各携帯電話端末から発せられる電波のエネルギーの一部は人体に吸収され熱になるが、定められた基準値を超えなければ人体への悪影響はないとされています。携帯電話の電波が人体に及ぼす影響として、総務省の見解は「熱作用以外、はっきりしているものはない。熱作用に関しても電波防護指針が設けられ守られており、健康に悪影響を及ぼすという根拠は見つかっていない」ということです。

携帯電話は要注意！

しかし、同ページでも紹介されているように、ＷＨＯ（世界保健機関）の下部組織であるＩＡＲＣ（国際がん研究機関）は、発がん性の有無を認定する機関です。２０１１年5月、日本を含む世界14カ国から参加した専門家による検討会を開催しました。携帯電話などの無線通信やＴＶ・ラジオ放送などに用いられる電波を含む、無線周波（30キロヘルツ~３００ギガヘルツ）のヒトに対する発がん性評価を実施し、発がんクラス「２Ｂ」（ヒトに対して発がん性の可能性がある）と発表しました。この発がんクラス「２Ｂ」には、ほかに鉛や重油、ガソリン、メチル水銀化合物、クロロホルム、ガソリンエンジンの排ガスなどが含まれています。いずれも摂取したり、さらされるとがんになる可能性が非常に高いとされる「危険な」物質です。

携帯電話に使われる電波は、８００~１５００メガヘルツの超短波ですが、目や耳、脳に限りなく近い位置で使用されることから、その危険性が研究の対象となってきました。すでに１９９０年代にはイギリスのタイサイド大学の研究グループが電磁波の研究に着手し、「予防措置を取るべき」と警告しています。

2000年、スウェーデンでは、携帯電話使用者の脳腫瘍発症率は、不使用者の2倍になるという論文が発表されて話題を集めました。

アメリカでは携帯電話を使って脳腫瘍になったという裁判が各地で起こっており、カリフォルニア州では、携帯電話を直接耳につけての使用を違法とする法律ができ、イヤホンの使用が義務づけられたこともあります。

それ以来、欧米諸国では、携帯電話の電磁波に関するさまざまな規制が始まっています。残念ながら、日本では、科学的な根拠が明白になっていないということで、規制見直しなどに動いていません。

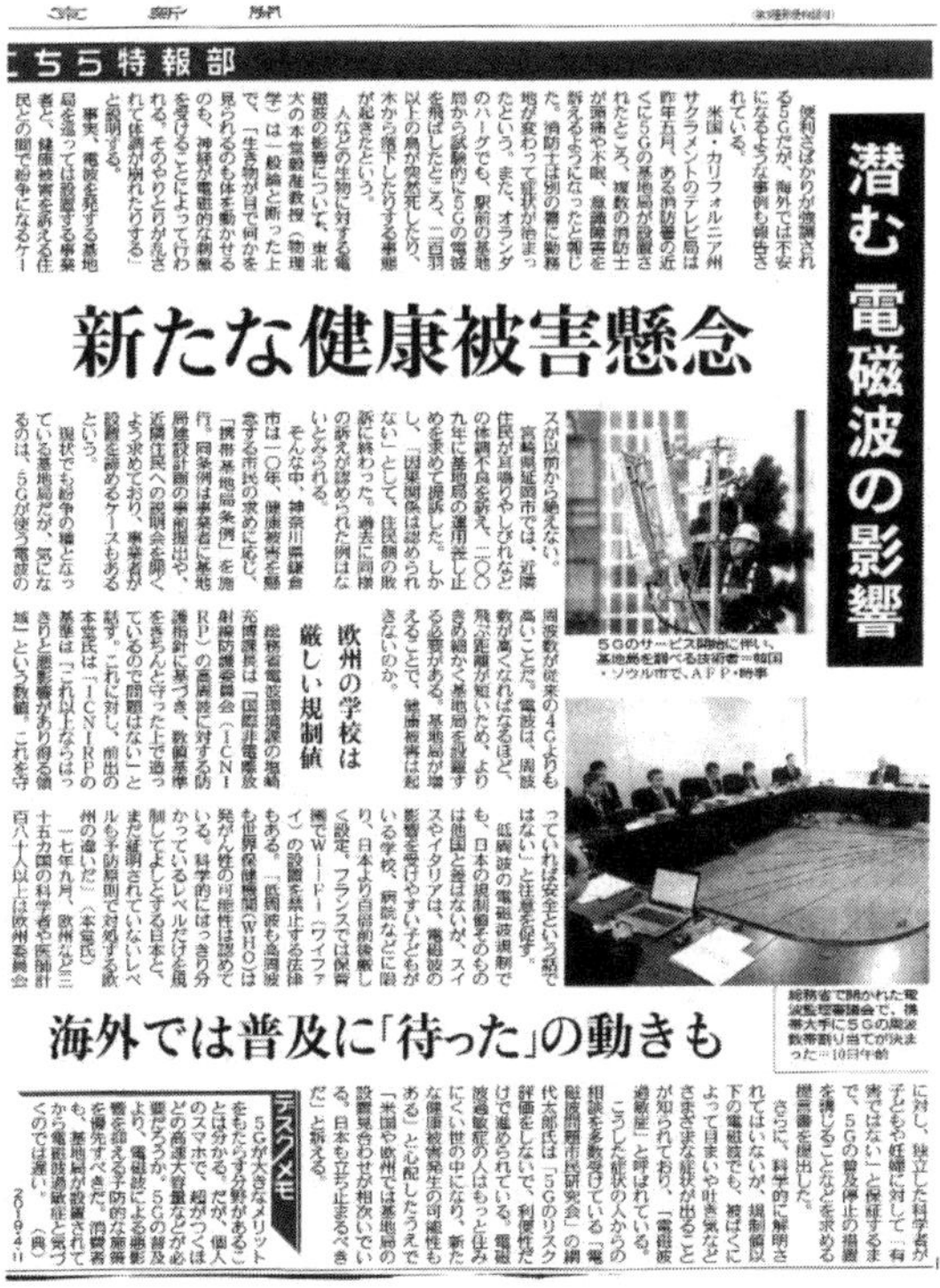

こちら特報部

潜む電磁波の影響

新たな健康被害懸念

便利さばかりが強調される5Gだが、海外では不安になるような事例も報告されている。

米国・カリフォルニア州サクラメントのテレビ局は昨年五月、ある消防署の近くに5Gの基地局が設置されたところ、複数の消防士が頭痛や不眠、意識障害を訴えるようになったと報じた。消防士は別の署に勤務地が変わって症状が治まったという。また、オランダのハーグでも、駅前の基地局から試験的に5Gの電波を飛ばしたところ、二百羽以上の鳥が突然死したり、木から落下したりする事態が起きたという。

人などの生物に対する電磁波の影響について、東北大の本堂毅准教授（物理学）は「一般論」と断った上で、「生き物が目で何かを見られるのも体を動かせるのも、神経が電磁的な刺激を受けることによって行われる。そのやりとりが乱されて体調が崩れたりする」と説明する。

事実、電波を発する基地局を巡っては設置する事業者と、健康被害を訴える住民との間で紛争になるケースが以前から絶えない。

宮崎県延岡市では、近隣住民が耳鳴りやしびれなどの体調不良を訴え、二〇〇九年に基地局の運用差し止めを求めて提訴した。しかし、「因果関係は認められない」として、住民側の敗訴に終わった。過去に同様の訴えが認められた例はないとみられる。

そんな中、神奈川県鎌倉市は一〇年、健康被害を懸念する市民の求めに応じ、「携帯基地局条例」を施行。同条例は事業者に基地局建設計画の事前提出や、近隣住民への説明会を開くよう求めており、事業者が設置を諦めるケースもあるという。

現状でも紛争の種となっている基地局だが、気になるのは、5Gが使う電波の周波数が従来の4Gよりも高いことだ。電波は、周波数が高くなればなるほど、飛ぶ距離が短いため、よりきめ細かく基地局を設置する必要がある。基地局が増えることで、健康被害は起きないのか。

5Gのサービス開始に伴い、基地局を調べる技術者＝韓国・ソウル市で、AFP・時事

欧州の学校は厳しい規制値

総務省電波環境課の塩崎充博課長は「国際非電離放射線防護委員会（ICNIRP）の指針に基づき、数値基準をきちんと守った上で進めているので問題はない」と話す。これに対し、前出の本堂氏は「ICNIRPの基準は『これ以上ならはっきりと悪影響があり得る領域』という数値。これを守っていれば安全という話ではない」と注意を促す。

低周波の電磁波規制でも、日本の規制値そのものは他国と差はないが、スイスやイタリアは、電磁波の影響を受けやすい子どもがいる学校、病院などに限り、日本より百倍前後厳しく設定。フランスでは保育園でWi-Fi（ワイファイ）の設置を禁止する法律もある。「低周波も高周波も世界保健機関（WHO）は発がん性の可能性は認めている。科学的にはっきり分かっているレベルだけを規制してよしとする日本と、まだ証明されていないレベルも予防原則で対処する欧州の違いだ」（本堂氏）

一七年九月、欧州など三十五カ国の科学者や医師計百八十人以上は欧州委員会に対し、独立した科学者が「子どもや妊婦に対して『有害ではない』と保証するまで、5Gの普及停止の措置を講じることなどを求める提言書を提出した。

総務省で開かれた電波監理審議会で、携帯大手に5Gの周波数帯割り当てが決まった＝10日午前

海外では普及に「待った」の動きも

さらに、科学的に解明されてはいないが、規制値以下の電磁波でも、[illegible]によって目まいや吐き気などさまざまな症状が出ることが知られており、「電磁波過敏症」と呼ばれている。

こうした症状の人からの相談を多数受けている「電磁波問題市民研究会」の網代太郎氏は「5Gのリスク評価をしないで、利便性だけで進められている。電磁波過敏症の人はもっと住みにくい世の中になり、新たな健康被害発生の可能性もある」と心配したうえで「米国や欧州では基地局の設置見合わせが相次いでいる。日本も立ち止まるべきだ」と訴える。

デスクメモ

5Gが大きなメリットをもたらす分野があることは分かる。だが、個人のスマホで、紙がつくほどの高速大容量などが必要だろうか。5Gの普及より、電磁波による悪影響を抑える予防的な施策を優先すべきだ。消費者も、基地局が設置されてから電磁波過敏症と気づくのでは遅い。（典）

2019・4・11

【東京新聞2019年4月11日掲載記事】

声を上げられない隠れた被害者

さらに、携帯電話だけでなく、巨大な変電所や高圧送電線から発せられる電波も大きな問題を抱えているのです。その問題点の具体例をいくつか紹介しておきましょう。

アメリカのコロラド大学医学部、ナンシー・ワルトハイヤー博士の研究では、配電線や変電所、携帯の基地局などの近くに住む子どもの小児白血病の発症率は一般の2・98倍、脳腫瘍は2・4倍に上ります。

雑誌『ニューヨーカー』（1990年7月9日号）には、巨大な変電所と高圧送電線に囲まれているコネチカット州のメドウ通りでは、過去20年間で、ここに住む9世帯のうち4世帯から脳腫瘍患者が出て、さらに住民のほとんどが頭痛に悩まされているという記事が紹介されています。

発ガン性物質のクラス分け

分　類	これまでに分類された作用因子の例（2020年2月18日更新）
グループ1 ヒトに対して発がん性がある	アスベスト（全形態）、カドミウム及びカドミウム化合物、電離放射線（全種類）、太陽光、紫外線（波長100～400nm）、紫外線を照射する日焼け装置、アルコール飲料、喫煙、受動喫煙、無煙タバコ、ベンゼン、ホルムアルデヒド、2, 3, 7, 8-テトラクロロジベンゾ-パラ-ジオキシン、ディーゼルエンジン排ガス、粒子状物質、ポリ塩化ビフェニル、加工肉（ハム、ソーセージ等）、など 〔合計120種〕
グループ2A ヒトに対して恐らく発がん性がある	無機鉛化合物、木材等のバイオマス燃料の室内での燃焼、概日リズムを乱す交替性勤務、赤肉（哺乳類の肉）、65℃以上の非常に熱い飲み物、など　〔合計83種〕
グループ2B ヒトに対して発がん性があるかもしれない	鉛、重油、ガソリン、漬物、メチル水銀化合物、クロロホルム、超低周波磁界、無線周波電磁界（携帯電話電波含む）、ガソリンエンジン排ガス、など 〔合計314種〕
グループ3 ヒトに対する発がん性を分類できない	原油、軽油、カフェイン、お茶、蛍光灯、水銀及び無機水銀化合物、静電界、静磁界、超低周波電界、有機鉛化合物、コーヒー、マテ茶（高温でないもの）、など 〔合計500種〕

大阪府門真市末広町には、住宅街の上に送電線が張り巡らされています。この町の周辺では白血病の死亡率が大阪府平均の120倍に上ります。

最近の研究では、がんや白血病などの重篤な病状だけでなく、頭痛、耳鳴り、ふらつき、めまい、睡眠障害、血行不良、動悸、関節痛などが、電磁波を過度に受けることで惹起されているのです。また、電磁波が細胞のカルシウムイオンを流出させることで、神経細胞の伝達を乱れさせ、それががん細胞の発生などさまざまな悪影響に関連しているという説が有力となっています。

電磁波過敏症の患者さんの多くは、何が原因で身体の不調にさらされているのかわかっていないケースも多々あります。いわば目に見えない悪霊にとりつかれて苦しんでいるかのような状態にあるのです。電磁波は目に見えず、かつ、さほど被曝せずに発症していない人にとっては、理解できない症状です。

携帯電話基地局や高圧送電線からの影響を同じように受けている同じ家に住む家族でも、症状が出て苦しむ人とそうでない人に分かれることもあるのですから。寝室の場所、食事の内容、外出時間、性別・年齢などによって、被害状況はそれぞれ異なってきます。さらに、症状のない家族からはつらい病状を理解されずに悩んでいる患者さんも大勢いるといいます。

目に見えない電磁波からどうやって身を守るか

電磁波から身を守る方法はあるのでしょうか。

一番わかりやすい方法は、電磁波のない（届かない）ところに身を置くことです。シールドされた部屋に閉じこもればいいのですが、これはあまりにも非現実的すぎるでしょう。電磁波はどうやっても体の中に入ってきます。これを前提に防御策を考えるのが現実的です。

病気にならないように未然に防ぐ医学を「予防医学」といいます。アメリカ、ハーバード大学の研究グループは、この予防医学を一次予防、二次予防そして三次予防の3段階に分類し、多くの国でこの考え方に基づいて病気への取り組みが行われているのです。つまり、病気になる前の段階として、病気の原因と思われるものの除去に努め、健康の増進を図って病気の発生を防ぐなどの予防措置をとることが一次予防です。そして、もし病気になったら早期発見、早期治療を行い、病気の進行を抑え、病気が重篤にならないように努めることが二次予防です。三次予防は、病気が進行した後、QOL（生活の質）をいかに保つかを重視したものになります。後遺症治療や再発防止、残存機能の回復・維持、リハビリテーション、社会復帰などの対策を立てて実行することです。

電磁波健康被害に関しては、一次予防は電磁波を完全に防御することですが、これは私たちの現代生活では不可能といわざるを得ません。二次予防は電磁波が体内に取り込まれても、健康被害が現実的になる前に電磁波とその影響を処理してしまえばいいのです。

電磁波については、「貼るゲルマニウム」が予防策としては最適なものといえるのです。二次予防として、ゲルマニウムは電磁波の影響を最小限に抑えることができます。そして、三次予防の再発防止の観点から効果を発揮するのです。

家電製品と電磁波の関係

オフィスや家庭での電磁波の予防策として海外で広く行われているのは、アース端子付きのコンセントを用いることです。こうすれば漏電対策だけでなく、電磁波の影響をある程度抑えることも、プラスイオンの発生も低く抑えることができます。しかし、わが国では実際問題として、アース付きのコンセントを使っているところはまだまだわずかしかありません。一般に市販されている電気製品は、アースなしのコンセントを基準にしているモノが多いのです。

最近では電子レンジや洗濯機などにアース線が付いている家電製品が増えています。このアース線をアース端子に接続しなくても機器は作動するため、接続しないで使ってしまうことがあります。アース線は電流の逃げ道となり、漏電から私たちを守ってくれているのです。

落雷でも漏電のリスクがあります。ほかに、電磁波のリスクも当然考慮に入れておかなければなりません。電気が流れるところには電磁波が発生し、強力な電磁波は人体に悪影響を及ぼすからです。家電製品のアース線を接続したくても、壁面のコンセントにアース端子がない、あるいはアース線が届かないケースもあります。

アース端子と接続されていない以上、家電製品のスイッチを切っていても、そこには電界が生じていて、電磁波は発生しているのです。

電磁波に囲まれて暮らしている現在、電磁波とプラスイオンから身を守る必要があるのです。しかし、私たちの体にはアース端子がありません。どうすればよいのでしょうか。

体にアース端子が備わっていなくてもアースを取る方法があります。それが、ゲルマニウムです。「貼る」ゲルマニウムによって、体内に取り込まれた電磁波とプラスイオンを放電します。この放電で電磁波による健康被害を守っているのです。

放電のメカニズム

ゲルマニウムが滞留した電磁波や過剰になったプラスイオンをどうやって放電しているのでしょうか。簡単に説明しておきます。

原子の中心には原子核があり、その周りを電子が回っています。電子は、原子核の周囲にいくつかの層をなして存在し、この層が「電子殻」です。

電子殻には内側から、K殻、L殻、M殻、N殻……と続きます。さらに、それぞれの電子殻に入ることができる電子の数は決まっているのです。例えばマグネシウムの原子番号は12なので、陽子の数も12個、そして電子の数もそれと同じ12個です。12個の電子は、内側から順番に入ります。

それぞれの殻の定員は、K殻は2、L殻は8、M殻は18、N殻は32と決まっているのです。一番内側のK殻には2個、L殻には8個入り、M殻には残りの2個が入ります。定員いっぱいまで入った状態を安定するといいますが、マグネシウムでは16個の余裕がある反面、2個が残っている（余っている状態）ともいえます。

ゲルマニウムは原子番号が32なので、電子の数も32個です。K殻に2個、L殻に8個、M殻には18個入りますので、N殻には残りの4個入ります。この4個は余った状態ですが、ゲルマニウムは導体である金属とは違って半導体なので、自由電子とはなりません。自由電子となるのは温度が32度になってからです。自由電子とは原子との結びつきが弱いために、外部からエネルギーを受けると原子の外に飛び出してしまう性質があります。電気が流れるのは、自由電子が移動することなのです。

ゲルマニウムは32度以上になると、その内部や表面ではN殻に残された4個の自由電子が発生します。私たち人間の体温は35度以上ありますので、皮膚に貼られたゲルマニウム粒では自由電子が発生している状態です。この結果、自由電子が動き回ることで、体内に滞留した電磁波やプラスイオンが反応して放電（アース）されるのではと、私は考えています。あくまでもこれは私の仮説に過ぎませんが、こう考えないと、なぜ「貼る」ゲルマニウムが体に効くのか、理論的な説明ができないからです。

鍼灸と同じ働きも期待できる

「貼るゲルマニウム」がなぜ体によいのかは、いま説明したように放電作用があるからですが、さらにもう一つ忘れてならないことがあります。「貼るゲルマニウム」の金属粒が経穴（ツボ）や経絡を刺激する働きがあることです。問題がある患部や経穴を刺激する際に、鍼（はり）や灸（きゅう）を用いるのが鍼灸治療です。

鍼灸治療は古代中国で生まれました。その歴史は二千年以上にわたるといいます。鍼灸による治療法はＷＨＯ（世界保健機関）も認めるほど効果があるのです。

東洋医学では、人の体には経絡という道があり、「生命エネルギー」の通り道になっていると考えられています。経絡の流れがスムーズだと、体のバランスが保たれ、健康でいられます。しかし、その流れが滞ると体のバランスが崩れて、不調を招いたり病気になったりするのです。

主な経絡は14本あり、それぞれが特定の臓器と深い関係にあります。このルート上にあるのがツボです。私たちの身体には361カ所のツボが存在するといわれ、生命エネルギーの出入口とされています。東洋医学では「経穴」と呼ばれ、刺激すると症状を緩和し、弱った機能を回復させます。

ツボの大きさは一般的に500円玉ほどです。その範囲を刺激すれば、ある程度の効果が見込まれます。ツボと臓器はつながっているので、臓器が不調になれば、それと関連するツボも「押すと痛い」とか「色が周囲と違っている」「硬くなっている」といった異変が起こるのです。

脳に近いところにある頭や耳、顔などのツボは、一般に刺激が伝わりやすいため、効果が高く、「万能のツボ」と呼ばれるものが多く存在します。また、神経が集中している手先や足先も、脳への刺激が伝わりやすいので、ポイントとなるツボがたくさんあるのです。

あるツボを刺激すると、脊髄から大脳皮質に伝わり、神経・血管・リンパ系を介して痛みなどを調整し、身体を安定した状態に改善していきます（エンドルフィン効果・抗ヒスタミン効果など）。また、刺激によって局所ないし全身の血液循環をよくし、痛みを起こさせる物質（ヒスタミンやブラディキン類など）の局所濃度を低下させ、栄養分に富む新鮮な血液を供給することにより、痛みを和らげる作用もあります。

さらに、ツボをマッサージすると、痛みだけではなく刺激はその個所の神経だけでなく自律神経に働きかけます。自律神経は、人間の健康状態を調整するための情報が脊髄を通って脳に伝えているのです。あるツボをマッサージで刺激すると、その情報が自律神経から脳に伝わります。情報を受けた脳がトラブルを抱える臓器や器官に命令を出すことで動きが活発になり不調が改善されるのです。

痛みは身体のどこかの不調の表れ

東洋医学では、この関係を利用して、外からは見えない臓器の異変を診断したり、ツボに刺激を与えて筋肉のコリや痛み、内臓の不調だけでなく、疲労やストレス症状などを改善することができるのです。

鍼や灸によるツボへの刺激と同じことが「貼るゲルマニウム」による押圧効果、つまり患部への刺激といえます。

私はひどい肩こりに悩まされていて、ゲルマニウム粒を肩に数カ所貼ったら見る見るうちに改善し、それが結果的に「貼る」ゲルマニウムへの道を切り開くことになったと、第3章の冒頭で書きました。その貼った場所は、肩こりに効くツボではなかったのに、なぜ効果てきめんだったのでしょうか。

「国民生活基礎調査」(2007年)では、自覚症状の上位ランキングは、男性が腰痛、肩こり、せきやたんで、女性は肩こり、腰痛、手足の関節の痛みとなっています。欧米人に比べて圧倒的に多いのが肩こりで、この原因は日本人が肩周辺の筋肉量が少ないからだといわれているのです。

私たちの肩には、腕や肩甲骨だけでなく約6~7キロもある頭部の重さがのしかかっています。つまり、肩の筋肉に負担がかかりやすい構造になっているのです。頭痛やめまい、吐き気、集中力の低下、目の疲れ、腕や手のしびれなども、肩こりから生じることがあります。

肩こりを引き起こすもっとも大きな要因といわれているのが、姿勢の悪さですが、運動不足やストレスも原因になります。さらに、内科系の病気が原因となって起きることもあるのです。糖尿病や高血圧、胆石症などがその一例ですが、血流が悪いと引き起こされると考えられています。

また、疲労が溜まったり、緊張が続いて交感神経の緊張が高まったりすると、交感神経の働きで血管が収縮します。血管が収縮すると、血流がとどこおりやすくなり、血液中に疲労物質である乳酸が増えてきます。この状態が瘀血です。瘀血は冷えの原因にもなりますが、頭痛や肩こり、さらに神経痛にも関係してくるのです。

乳酸は激しい運動をした後に増えてくるといわれますが、電磁波やプラスイオンが優勢な環境下でも筋肉中に乳酸がたまりやすくなります。プラスイオンが優勢になると、体内の電子が不足し、乳酸はイオン化が進むことになるのです。そうすると、プラス電荷の水素イオンが大量に発生し、体は酸性に傾いてしまいます。こうなると、体内では瘀血が引き起こされるのです。

酸性の体にマイナスイオンを浴びせると、乳酸血が下がることがわかっています。皮膚に貼り付けたゲルマニウムは、乳酸がたまっている筋肉に集中的に働き、効率よく水素イオンを中和させ乳酸を無害化させるのです。こうして筋肉の痛みが抑えられます。

肩こりだけでなく、腰痛や神経痛などの痛みは、身体のどこかに不調が隠されていて、いわば体が発している信号と見ることができます。ゲルマニウム粒を患部に貼ることで痛みやこりが緩和されますが、これは、血流が促進されて痛みの原因となっていた老廃物を流し去っているからです。ゲルマニウムの電子の働きによって自然治癒力が促され、身体の隅々まで血液が循環して、体によい影響を与えているといってよいでしょう。

高純度のゲルマニウムを使用

医療機器としてのゲルマニウムの金属粒は、1986年の承認医療用具で、厚生大臣から認可、取得を受けています。2005年の薬事法改正により製造業だけでなく、販売する業者にも許可が必要になったほか、2014年の大改正では製造業の許可制から登録制に変更になり、第三種医療機器製造販売業を取得しています。

製造方法は、原料となる高純度ゲルマニウム99.999%を高温で溶解し、成型加工して研磨で仕上げているのです。純度99.999は5Nとも呼ばれ、金属の高純度を表します。Nの前の数字は9の数を表し、3Nなら99.9%、5Nなら99.999%です。純度は主金属材料の純度で、不純物を100から引いた値になります。

つまり、100−不純物=純度(%)です。

不純物は、わずか0.001%ということになります。製品が1キログラムなら、不純物は0.1グラムという意味です。

ゲルマニウム加工物は長年使用していると黒ずんできますが、割ってみると、光沢のある銀白色をしています。

粗悪品の中には、表面だけをゲルマニウムで覆うメッキした製品もあります。これは数カ月でメッキが剥がれてしまうので、違いがわかるでしょう。安価だからといって飛びつくのは禁物です。

また、ゲルマニウムの金属粒と同じような製品に磁気治療粒があります。人体のガウスの許容範囲は３００ガウスといわれていますが、磁気治療粒は習慣性や順応性が高いため、ガウスが上がってしまうことが報告されています。この結果、心臓ペースメーカー周辺では、使用にあたっては特別の注意が必要です。さらに、低周波治療器でも高周波治療器でも同じことがいえます。

ところが、「貼るゲルマニウム」の金属粒は半導体物質のため、磁気治療粒とは全く異なり、心臓ペースメーカーなどに対して干渉することがないので、安心して使うことができるのです。

「貼るゲルマニウム」は効果が早く現れるため、皮膚に貼っていることを忘れてしまいがちです。そのため、剥がれ落ちても気が付かずに紛失することが多く、注意しましょう。なお、絆創膏で皮膚に貼付するので皮膚呼吸を妨げることがあり、皮膚の弱い方には、かぶれや痒みが見られることがあります。このような人には、経皮鎮痛消炎剤（湿布薬）は皮膚呼吸を妨げないといわれていますので、湿布薬の中央にゲルマニウム粒を10粒ほど並べて患部に貼ると、こりや痛みが早く緩和されます。

このほか、「貼るゲルマニウム」は身体のツボがわからなくても心配することはありません。実際に痛んでいるところや凝っているところに貼れば大丈夫です。後頭部から頸筋の中央部に太い血管と神経が通っています。そのライン状にいくつか貼れば、全身に効果が広がっていくでしょう。

入浴時には「貼るゲルマニウム」はそのまま取らなくても大丈夫です。ゲルマニウム温浴と同じ効果が得られますが、湯船などの中では剥がれやすくなるので、紛失に注意しましょう。

「身に着ける」ゲルマニウムの効果

「貼るゲルマニウム」の効果は、電磁波と過剰なプラスイオンを体内から放電することですが、これと同じ働きが期待できるのがゲルマニウムのネックレスやブレスレット、ゲルマニウムの温浴器などの外用ゲルマニウムです。特にネックレスやブレスレットについては常時身に着けていることが多いので、体内に侵入してくる電磁波を素早く放電するとともにプラスイオンの発生を抑え込む働きがあります。

ブレスレットは腕や手のツボや経絡、ネックレスでは頸や肩、耳などのツボや経絡が密集しているので、それだけ効果が期待できるといってよいでしょう。

なぜ、ゲルマニウムが滞留した電磁波や過剰になったプラスイオンを放電するのかは、原子核の周りを回っている電子のところで説明しました。この放電作用に加えて、「身に着けるゲルマニウム」ではツボと経絡への刺激という相乗効果ということがいえるでしょう。

ゲルマニウムアクセサリーで気をつけなければいけないのは、ゲルマニウムの含有量です。スパッタリング（蒸着）というメッキでゲルマニウムをコーティングしただけのものが多くあります。このような製品は使い続けているとコーティングされたゲルマニウムが剥がれて、何の効果もなくなってしまうのです。

選ぶなら、高純度のゲルマニウム（5N）と銀を溶解し合金してから編み上げたものでなければなりません。

国民生活センターの「センター商品調査部」がゲルマニウムブレスレット12銘柄をテストした結果、ゲルマニウムの含有率が0・1%以下しか含まれていないものがほとんどで、中には全く含まれていないものもあったといいます。ブレスレットやネックレスなど「身に着けるゲルマニウム」でも、こりや痛みが激しいときは、「貼るゲルマニウム」との併用がおすすめです。頸には太い血管やリンパ管が通っています。ゲルマニウム半導体の電子作用は、血液と血流、リンパの流れを身体の隅々まで速やかに循環させることで、これが痛みやこりの軽減につながるのです。

リンパの流れをよくするには、頸の付け根、鎖骨部、腋の下、へその周辺、足の付け根（鼠径部）周辺を優しくこすることです。もちろん、その部位にゲルマニウムを貼ることで痛みなどは改善されるはずです。

東洋医学によれば、風邪は頸やリンパ周辺から寒気が入ることが原因になるといいます。風邪という邪気が入るのが頸筋なら、健康にプラスの効果をもたらすポイントにゲルマニウムの電子作用を加えてあげればいいのです。ゲルマニウムネックレスは、肩こりを緩和するだけでなく、風邪の予防や体調維持に役立てることができるでしょう。

ゲルマニウム製品の真贋を見分ける

ゲルマニウムの効果について、またホンモノのゲルマニウム製品を使ったら健康になったなどという口コミが増えるにつれ、さまざまなゲルマニウム製品が市場に出回るようになってきました。無機ゲルマニムでも有機ゲルマニウムでも、同じです。ほんの微量のゲルマニウム含有でも「ゲルマニウム製品」と名乗ることができるのです。わずかでも含まれていれば、「ゲルマニウム含有」という表現はウソではありません。

そこで、製品の良否を見分ける方法として「O-リングテスト」があります。創始者は、ニューヨーク心臓病ファウンデーション研究所所長、ニューヨーク医科大予防医学教授、国際鍼・電気治療大学学長などを兼任する大村恵昭博士です。

1977年の筋力が変化する事象の発見から、博士の長い歳月の研究のおかげで、今では実際の臨床の場で使用できる方法までに発展しています。物質が固有にもつ非常に微弱な電磁波によって、人体が影響を受け、指を動かす筋肉の緊張度の度合いの変化、生理学的仕組みを利用した検査法です。

浅井一彦博士が開発した有機ゲルマニウムでも、組成式の異なる製品や原料の段階で既に怪しい製品が多数出回っています。また、「貼るゲルマニウム」や「身に着けるゲルマニウム」などの外用ゲルマニウムでは、消費者は表示されている素材を信用したとしても、どの商品を選んでよいのか迷うでしょう。

ここでは、使用する本人がその性能のグレードを見極められる方法がＯ－リングテストです。Ｏ－リングテストは（Bi-Digital O-ring Test）が正式名称で、１９９３年にアメリカの特許庁から特許（知的所有権）が認められています。Ｏ－リングテストの適合性テストで、そのゲルマニウム製品がどのような働きをするのかを知ることができるのです。ここでは、その方法を簡単に紹介しておきましょう。まずは注意点です。

①被験者（自分）は指輪や時計、眼鏡などすべての金属類を外します。

②テレビ、パソコンなどはスイッチを切ります。蛍光灯の下では行わないようにします。

③地面に裸足で立たないようにします。

④静電気を帯びやすい場所では行わないようにします。

⑤磁石、電池、磁気を帯びやすい金属片、薬品などのある場所は避けるようにします。
⑥テストの前に排尿しておきます。
⑦被験者は頸と姿勢をまっすぐに保ちます。
⑧テストの途中で体の向きや姿勢を変えないようにします。
⑨テストでは被験者のほかに験者（相手）役がもう一人必要になります。

まず被験者は利き手の親指と人差し指をぴったりつけて輪（O - リング）をつくり、それ以外の指も内側に丸めます。伸ばしていると、外界の電磁波などに反応して正確な検査ができなくなります。

このとき、腕は胴体から20センチほど離します。利き手の反対側の手に調べたいゲルマニウム製品を持つか、触れるようにします。

験者は、両手の人差し指を一本ずつ被験者のO - リングに引っかけ、親指と

O-リングテスト

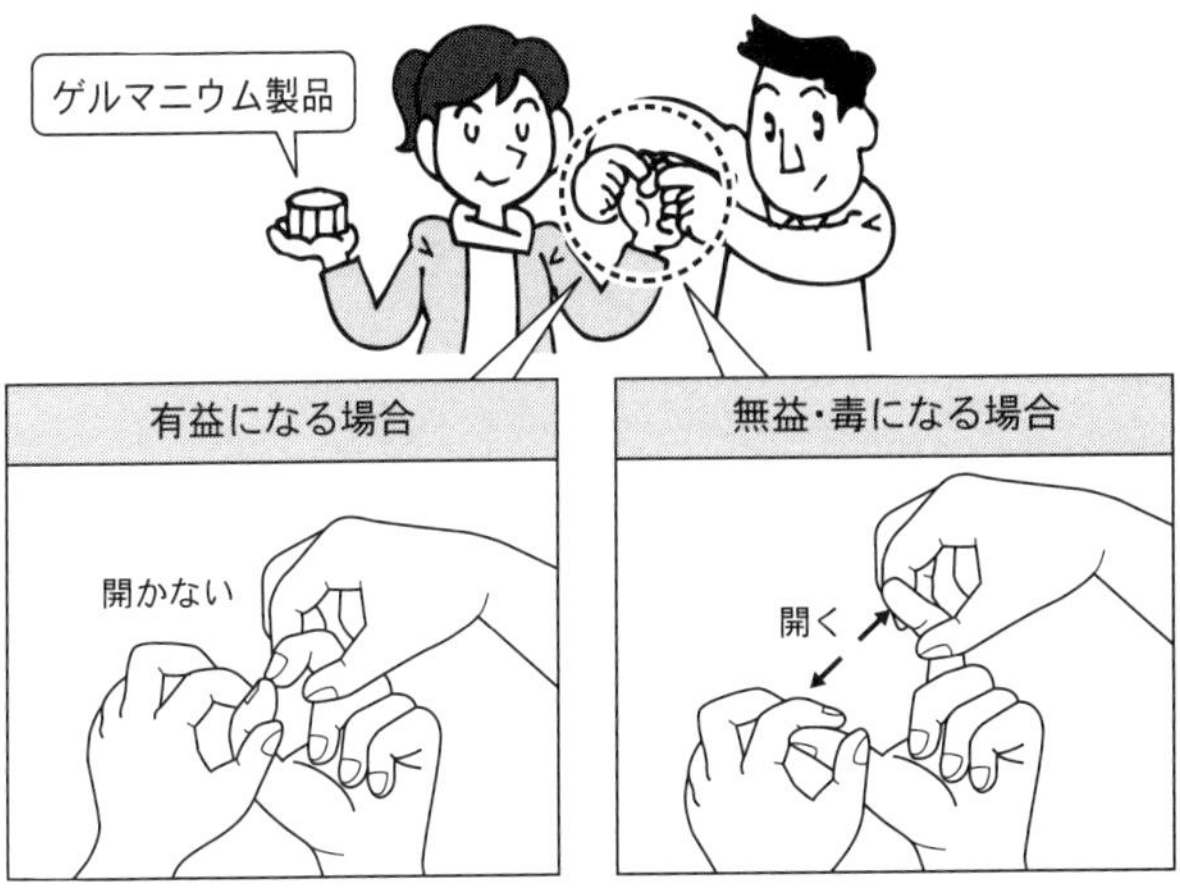

つないで同じようにO‐リングをつくります。両手でO‐リングを一定の力でつくったら、被験者のO‐リングを一直線になるように左右に引く方向が一直線になるように左右に引きます。

被験者にとってそのゲルマニウム製品が有益なものであればあるほど抵抗力は強くなり、思いっきり引っ張ってもリングはまず開くことはありません。反対に、無益だったり、あるいはむしろ害になるようなものならリングは簡単に開くことになります。

電気製品でもこのテストは可能だといいます。指が開けば、それは電気製品からの電磁波の影響が考えられます。そして少しずつ距離を変えて行えば、どれくらいの距離であれば電磁波の影響を受けないかがわかるのです。このテストは、機械的に数値が出てくるわけではありません。そのため純粋に客観的な判断とはいえないかもしれませんが、被験者自身にとって、有効か有効でないかが自分自身で判断できるのです。こうすれば、自分で納得して商品を選ぶことができるでしょう。

おわりに

本書の執筆にかかり始めた2020年の初め、予想外の出来事が起こりました。新型コロナウイルス感染症の影響で、それまで常識だったことが通じなくなったのです。その影響は経済や政治だけでなく、私たちの生活や健康にまで及び、まだ終息の気配が見えません（2020年12月）。現在、100種以上のワクチンの臨床試験が進行中ですが、有効性や安全性、持続性の検証が必要で、ワクチンの製品化まではまだまだ時間がかかるでしょう。

本書では、内用のゲルマニウム、いわゆる「飲むゲルマニウム」（浅井博士が開発した有機ゲルマニウム化合物）と、外用のゲルマニウム、いわゆる「貼るゲルマニウム」「身に着けるゲルマニウム」（無機ゲルマニウムのネックレスやブレスレット、ゲルマニウム金属粒、温浴器など）の両面から、その有用性を解説しました。

新型コロナという厄介な感染症に対して、内用・外用のゲルマニウムといえど、立ち向かうことはできません。

それでは、無力なのでしょうか。

決してそんなことはないのです。新型コロナ感染症が蔓延する世の中にあっては、感染しないこと、感染しても重篤化したり死なないことが求められます。感染しないようにすることは、マスクの着用、手洗い、三密の回避で対応が可能です。では、重篤化したり死なないようにするには、どうしたらよいのでしょうか。

中国政府がまとめた「基礎疾患ごとの新型コロナウイルスの致死率」があります。それによると、罹患者全体の致死率は2・3%ですが、心血管疾患の人では10・5%、糖尿病では7・3%、慢性呼吸疾患では6・3%、高血圧では

6・0％、がんでは5・6％と高くなっているのです。つまり、生活習慣病を予防すれば、死なずに済む確率がぐ～んと上がるのがわかります。

「飲むゲルマニウム」と「貼るゲルマニウム」「身に着けるゲルマニウム」を併用すれば、血流が改善することで生活習慣病はある程度防ぐことができるのです。免疫力や自然治癒力も上がりますから、新型コロナウイルスに罹患しても、症状が出ることなく治ってしまうことだって考えられます。

有機ゲルマニウム（Ge－132）は医薬品ではありません。治療薬やサプリメントと飲み合わせても、お互いの効果を打ち消すようなことはもちろん、相性が悪いといったこともないのです。むしろ相乗効果のほうが期待できるでしょう。

私たちの一生は、誰しもそうでしょうがさまざまことがありました。しかし終局は、誰でも優しく穏やかな時を迎えたいと思っています。

宇宙では、生まれる機会をうかがうあらゆる生き物たちや植物が待っています。何に生まれるかわからないまでも、無数に待っているのです。私たちに備わっている長生きの基本は、心と身体の健康です。老化や不調は、血液や血流の滞りが影響しているのです。

コロナによって時代が変ろうとも、心と身体の健康を保っていれば、強く生きていくことができるのです。

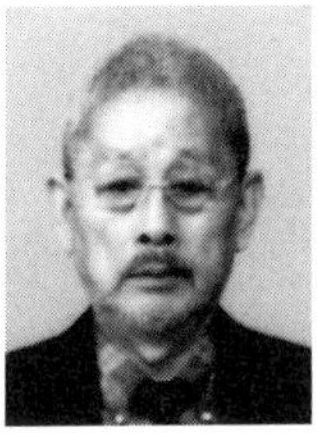

著者紹介

大形郁夫（おおがた　いくお）

1932年東京生まれ。医療器具や健康器具などの研究開発に携わり、1969年に蘇生館医療具® タイヨウ株式会社を設立。ゲルマニウムと出会ってからは、その電位療法具の開発に力を注ぐ。1982年ゲルマニウム有機化合物の先駆者・浅井一彦博士が逝去されてからは、博士の跡を継いでゲルマニウムの理論実践家の第一人者として幅広く活躍。

現在、全日本電位医療器具学会を主宰し、神奈川県秦野市にある蘇生館医療具® Ge研究所の所長を務める。主な著書に「快調！ゲルマニウム健康法」「電磁波汚染」「ゲルマニウム奇跡の医療ミネラル」「消痛ゲルマニウム」「ゲルマニウムでからだスッキリ！」「ゲルマニウム電子浴」など多数。

本書に関するお問い合わせは下記までお願いします
Mail　toiawase@hakusei-shobou.co.jp

ゲルマニウムで健やかに生きる

2021年1月30日　第1版第1刷発行

著　者　大形郁夫

発　行　株式会社 白誠書房
〒135-0016　東京都江東区東陽 2-4-39
TEL 03-5665-6364　FAX 03-5665-6365

発　売　株式会社 星雲社（共同出版社・流通責任出版社）
〒112-0005　東京都文京区水道 1-3-30
TEL 03-3868-3275　FAX 03-3868-6588

印刷・製本　株式会社 シナノ

ISBN978-4-434-28478-6 C0047
※定価はカバーに表示してあります